传染病突发事件临床研究的伦理问题及策略

王福生　主编

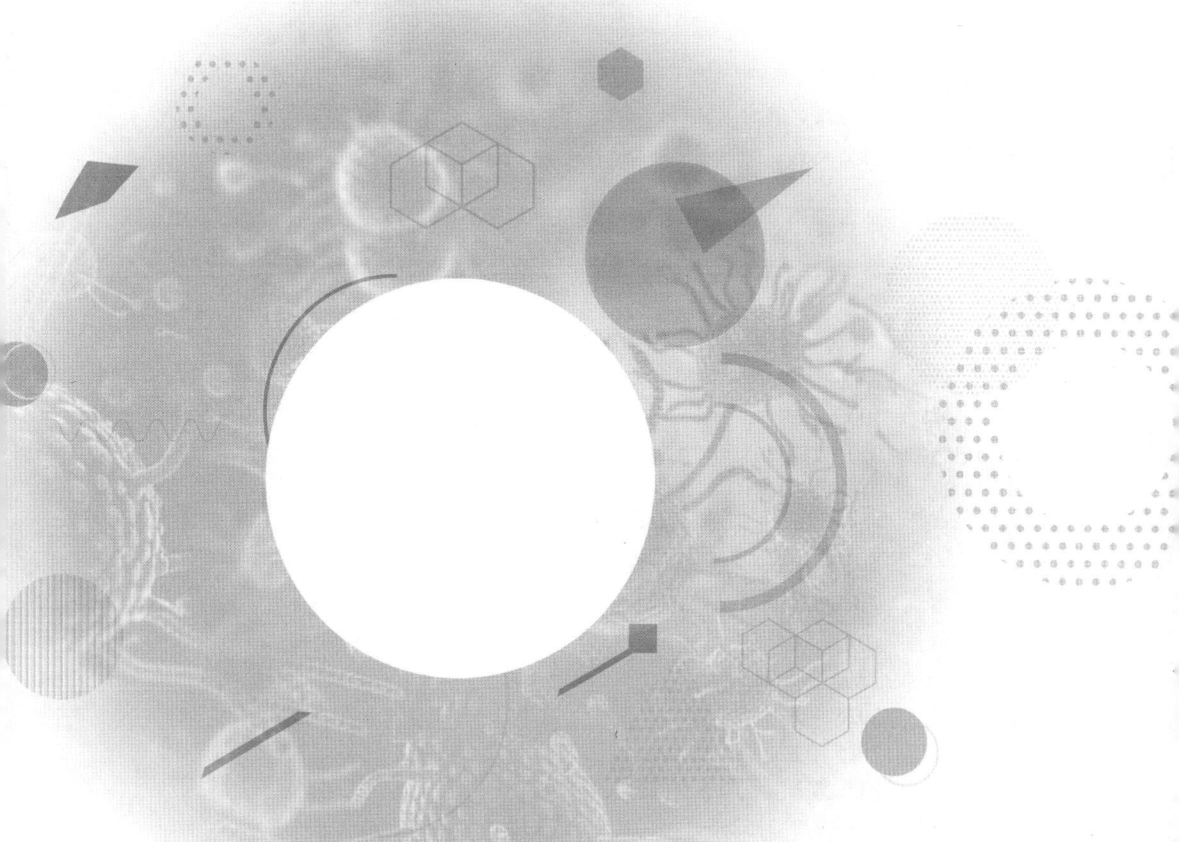

中国科学技术出版社
·北　京·

图书在版编目（CIP）数据

传染病突发事件临床研究的伦理问题及策略 / 王福生主编 . -- 北京 : 中国科学技术出版社 , 2025. 8.

ISBN 978-7-5236-1467-9

Ⅰ. R510.597；R-052

中国国家版本馆 CIP 数据核字第 20255RG955 号

策划编辑	王晓平
责任编辑	王晓平
封面设计	红杉林文化
正文设计	中文天地
责任校对	吕传新
责任印制	李晓霖

出　　版	中国科学技术出版社
发　　行	中国科学技术出版社有限公司
地　　址	北京市海淀区中关村南大街 16 号
邮　　编	100081
发行电话	010-62173865
传　　真	010-62173081
网　　址	http://www.cspbooks.com.cn

开　　本	710mm × 1000mm　1/16
字　　数	207 千字
印　　张	12.75
版　　次	2025 年 8 月第 1 版
印　　次	2025 年 8 月第 1 次印刷
印　　刷	河北鑫玉鸿程印刷有限公司
书　　号	ISBN 978-7-5236-1467-9
定　　价	68.00 元

编 委 会

主　编　王福生　中国人民解放军总医院第五医学中心

副主编　翟晓梅　北京协和医学院

李元元　中国人民解放军总医院第五医学中心

李劲彤　中日友好医院药物临床试验研究中心

郭玉明　中国人民解放军总医院第五医学中心

编　委（按照姓氏笔画排序）

丁晋彪　中国人民解放军总医院第五医学中心

王美霞　首都医科大学附属北京积水潭医院

尹　平　华中科技大学同济医学院

叶永安　北京中医药大学东直门医院

刘泽源　中国人民解放军总医院第五医学中心

李小科　北京中医药大学东直门医院

李海燕　北京大学第三医院

李靖欣　江苏省疾病预防控制中心（江苏省预防医学科学院）

张　可　贵州省黔南州中级人民法院

张宁怡　广州医科大学附属中医医院

张如意　首都医科大学附属北京地坛医院

张婷婷　中国人民解放军总医院第五医学中心

陈典洁　中国人民解放军总医院第五医学中心

陈勇川　陆军军医大学第一附属医院

周运翱　首都医科大学附属北京地坛医院

胡朝英　首都医科大学附属北京地坛医院

段惠娟　中国人民解放军总医院第五医学中心
洪　雪　北京大学第三医院
徐若男　中国人民解放军总医院第五医学中心
黄建英　武汉大学中南医院
曹艳林　中国医学科学院北京协和医学院医学信息研究所
阎小妍　北京大学临床医学高等研究院
揣征然　中国人民解放军总医院第五医学中心

前言

20世纪以来，在全球临床和基础研究科学家的共同努力下，感染性疾病在诊、治、防方面取得了显著的突破性成果，但是感染性疾病尤其是新突发传染病仍然是人类健康和社会发展所面临的重大健康问题。全球化发展、生态环境变化、生物安全威胁等因素使传染病的防控面临着新的挑战。由重大传染病引起的突发公共卫生事件不仅对人类健康构成重大威胁，还严重影响社会稳定、经济发展甚至国家安全。在应对传染病突发事件时，公众和医疗工作者常面临着由疾病传播不确定性造成的恐慌，以及个体权益和公共利益、医疗资源分配、信息公开、隐私权保护、疫苗和药物的研发使用、国际合作、医疗工作者的伦理挑战、社会融合和心理健康等一系列问题。

传染病突发事件的临床研究实施存在许多现实困境，医务工作者和科研工作者对于新突发传染病认识的知识缺口、医疗资源的紧缺、医患心理压力的剧增以及医疗机构迫于与病毒变异及传播赛跑的事件压力等，给监管和伦理审查提出了新的要求。

为此，国家感染性疾病临床医学研究中心组织伦理学、统计学、法学、传染病学等领域20余名专家，围绕我国传染病诊疗与研究中的伦理现状、新突发传染病背景下临床研究的关键问题、应对机制以及临床研究监管等问题，经过多次调研、讨论，共同撰写了《传染病突发事件临床研究的伦理问题及策略》。

本书汇集了目前传染病突发事件的重大事件沿革、伦理治理、药物（疫苗）研究、同情用药、中医药临床研究及其他创新性疗法等方面的现状及对策分析，形成了对于传染病突发事件监管与伦理审查机制的相关建议，体现了我国医学等领域专家们的集体智慧和使命感，为我国新突发传染病的防控及临床诊治提供了科学建议。在此，向参加本书编撰的专家和为本书的完成辛勤工作的全体人员，致以诚挚的感谢！

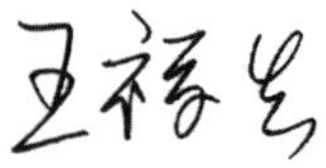

中国科学院院士　主任医师　教授

国家感染性疾病临床医学研究中心主任

中国人民解放军总医院第五医学中心感染病医学部主任

2025 年 1 月

目录

第一章

重大新突发传染病伦理大事件

重大新突发传染病伦理大事件主要是指在传染病暴发、治理和应对过程中出现的伦理挑战和伦理冲突，涉及个体权益和公共利益、医疗资源分配、信息公开、隐私权保护、疫苗和药物的研发使用、国际合作、医疗工作者的伦理挑战、社会融合和心理健康等一系列问题。

在传染病暴发时，社会常常面临着不确定性因素、人们怀有恐慌心理，医疗资源和能力也可能受到限制。在这种情况下，如何平衡个体自主权和公共利益？怎样合理分配医疗资源，避免对弱势群体的歧视？何时何地公开疫情信息？如何在保护公众安全的同时，做到尊重患者个体的隐私权？在传染病暴发时，疫苗和药物的研发使用对于疫情的传播和控制是至关重要的，如何确保快速推进疫苗和药物研发过程中受试者[①]的合理权益，以及后续疫苗和药物的公平分配？疫苗强制接种还是自愿选择？这些都是不容忽视的伦理考量。

总之，在面对传染病暴发时，我们需要认真思考并寻找最佳的伦理策略，以保护公众的健康和尊重个体的权益，确保应对传染病威胁时，能够最大限度地保护人类的福祉。在这里，我们按照时间顺序讨论了具有代表性的传染病伦理大事件，以展示其中的道德挑战和伦理冲突。

① 在临床试验中，患者参与者的称谓逐渐从“受试者”（subject）向“研究参与者”（participant）过渡。这种转变是为了更加尊重患者的权利和地位，体现伦理学的进步。这两种叫法在本书中根据不同情境有不同的逻辑表述，没有其他含义。

一、西班牙大流感

西班牙大流感又称麦芽热，是指1918—1919年在全球暴发的由H1N1亚型甲型流感病毒引起的传染性疾病。此病毒主要起源于鸟类，并通过人传人的方式在全球范围内迅速传播。尽管它被称为“西班牙大流感”，但并非起源于西班牙，而只是因为西班牙率先报告了有关疫情的信息。西班牙大流感的传播速度非常快，最初暴发于欧洲、北美洲和亚洲，然后迅速蔓延全球。病毒的变异和人群免疫力的缺乏是导致疫情大规模暴发的重要原因，造成了全球范围内约5000万人死亡[1]。西班牙大流感对人口的影响巨大，尤其是青壮年和婴儿的病死率增加，这与通常情况下最容易受流感侵袭的高龄人群相反，极大地减少了青壮年人群数量，导致兵力不足，间接地造成了第一次世界大战（简称“一战”）结束。这一现象不仅引发了医学界的兴趣，激发了有关流感病毒对不同人群影响的伦理问题探讨，而且对社会经济、公共卫生和全球稳定都产生了深远的影响。

二、亚洲流感

亚洲流感也被称为H2N2流感，于1957年最先暴发于新加坡，随后迅速传播亚洲及大洋洲各地，包括中国、印度、日本、菲律宾、澳大利亚等国家。此后，它还传播到北美洲、欧洲和其他大洲。该病毒起源于野鸭，后来和人体结合后产生变异，成为H2N2甲型流感病毒。H2N2病毒可以通过空气和接触传播，其传播速度和范围非常惊人，造成了全球大规模的感染和死亡[2]。尽管精确数字难以确定，但据估计，此次疫情导致了数百万人的感染和数十万人的死亡，引起了全球范围内的恐慌和重视。

三、香港流感

香港流感于1968年首次出现在中国香港，并于当年7月分离出H3N2甲型流感病毒。鸟类和猪被认为可能充当了中间宿主的角色，使病毒在不同物种之间传播。该病毒同样主要是通过空气和接触传播，其感染范围非常广泛，不仅在香港地区流行，还逐渐传播到越南、新加坡、印度、菲律宾、澳大利亚以及非洲、南美洲和欧洲各国[3]。最初，该病毒感染后的致死率极低，感染者大部分均可自愈。然而，随着病毒变异，难以自愈的香港流感在各地广泛肆虐，造成了数以百万人的死亡。

四、严重急性呼吸综合征

严重急性呼吸综合征（Severe Acute Respiratory Syndrome，SARS）是由SARS病毒引起的急性呼吸道传染病，主要通过近距离飞沫和接触传播，具有高度的传染性和致病性，最早于2002年11月在中国广东出现，并很快传播到中国其他城市、亚洲各国和其他地区。SARS的传播范围包括中国香港和中国台湾地区，新加坡、加拿大、美国和一些欧洲国家。SARS的暴发给全球公共卫生系统带来了巨大的挑战和压力，导致了数千人的感染和数百人的死亡。

五、埃博拉病毒病

埃博拉病毒又称为“伊波拉病毒”，是一种十分罕见的丝状病毒，于1976年在苏丹南部和刚果（金）的埃博拉河地区发现，分别在2014年、2018年、2020年形成大规模的暴发，波及利比里亚、塞拉利昂、尼日利亚、塞内加尔、美国、西班牙、马里等国家。该病毒是一种能引起人类和其他灵长类动物发生埃博拉出血热的烈性传染病病毒，其引起的埃博拉出血热是当今世界上最致命的病毒性出血热，病死率为50%~90%。埃博拉病毒的动物宿主多样，包括猴、啮齿类动物、鸟、昆虫及家畜等。埃博拉病毒具有高度的传染性和致病性，传播途径复杂，可通过接触患者的体液、分泌物和血液等方式传播，呼吸道飞沫传播通常不是主要传播途径。该病毒潜伏期可达2~21天，但通常只有5~10天[4]。在世界通用的生物安全等级中，埃博拉病毒是最高等级的四级病毒，其危险性不言而喻。

六、禽流感

禽流感病毒属于甲型流感病毒，具有高度变异的特性，并能不断适应人体，是威胁人类健康、导致流感大流行的潜在威胁之一。虽然禽流感病毒一般很少直接感染人，但是自有文献报道以来（1959 年），各亚型禽流感病毒感染人的事件屡有发生。1997 年，中国香港 H5N1 禽流感暴发是首次明确记录的禽流感病毒感染导致人类呼吸道疾病和死亡的疫情。目前已发现的能直接感染人的禽流感病毒亚型有 H4N8、H5N1、H6N1、H7N2、H7N3、H7N7、H9N2、H7N9、H5N6、H10N7 和 H10N8。其中，1997 年出现的人感染高致病性 H5N1 亚型禽流感病毒，以及 2013 年 3 月首次发现的人感染 H7N9 禽流感病毒亚型尤为引人关注[5, 6]。在 2015 年，一种名为 Clade2.3.4.4 的 H5 谱系出现，较之前的 H5N1 亚型，此谱系的 H5N1 亚型对部分野生鸟类种群的致死率下降。这为人感染高致病性禽流感 H5N1 的传播，提供了更有利的条件。禽流感病毒在鸟类种群中高水平的传播，意味着禽流感病毒有更多的机会传染给人类。与此同时，禽流感病毒会随着时间的推移而变异，某些变异可以增加禽流感病毒对人类和其他物种的传染性。

人感染不同亚型禽流感病毒后的症状不一，既有普通流感样症状、结膜炎或关节炎，也有重症肺炎、呼吸衰竭、休克甚至死亡等严重表现。禽类尤其是水禽，是禽流感病毒所有亚型的天然宿主，其呼吸道分泌物、唾液和粪便均可以携带大量的病毒。人感染禽流感的传染源主要为携带病毒的禽类，或已感染禽流感病毒的人或动物。感染禽流感的途径目前所知的主要有禽—人传播、环境—人传播、动物—人传播、人—人传播。

评估禽流感病毒是否会引起流感大流行，是全球公共卫生的重要职责，极具挑战性。另外，如何精确地预测禽流感病毒潜在的传播风险，是国际医学界关注的难题之一，也是今后研究的重点。鉴于禽流感病毒高度变异的特性，对禽流感病毒进行长期、持续的监测和研究，是预防流感大流行的重要组成部分。同时，为了评估禽流感病毒引起流感大流行的风险，在人群中开展血清流行病学研究用以监测禽流感病毒禽传人和人传人能力的变化，也是很有必要的。

七、甲型 H1N1 流感

甲型 H1N1 流感为急性呼吸道传染病，其病原体是一种新型的甲型 H1N1 流感病毒，在人群中传播。甲型 H1N1 流感原称人感染猪流感，2009 年 4 月，世界卫生组织（World Health Organization，WHO）建议用“甲型 H1N1 流感”替代“猪流感”，并沿用至今。与以往或季节性流感病毒不同，该病毒毒株包含猪流感、禽流感和人流感 3 种流感病毒的基因片段。人群对甲型 H1N1 流感病毒普遍易感，并可以人传染人。人感染甲型 H1N1 流感后的早期症状与普通流感相似，包括发热、咳嗽、咽喉疼痛、身体疼痛、头痛、发冷和疲劳等，有些还会出现腹泻、呕吐、肌肉痛、疲倦、眼睛发红等。

2009 年开始，甲型 H1N1 流感在全球范围内大规模流行。2010 年 8 月，世界卫生组织宣布甲型 H1N1 流感大流行期已经结束。此后，病毒的活动回归于季节性水平。每年约有 10 亿例季节性流感病例，包括 300 万 ~500 万例重症病例[7]。季节性流感每年导致 29 万 ~65 万名呼吸道疾病患者死亡。5 岁以下婴幼儿中流感相关呼吸道感染死亡病例有 99% 发生在发展中国家。症状在感染后 1~4 天开始，通常持续约 1 周。

防治甲型 H1N1 流感这类突发传染病事件是一种公共健康实践，其伦理问题实质上也是公共健康伦理问题，其主要表现为个人利益与公共利益的冲突、个人人身自由与隔离的冲突、个人隐私权与部分医疗信息公开的冲突以及患者的自主择医权与强制治疗的冲突。问题的核心是要求个人利益服从于公共利益，同时也要求政府和社会尊重个人的人身自由、隐私权和健康权等。

八、中东呼吸综合征

中东呼吸综合征（Middle East Respiratory Syndrome，MERS）是由中东呼吸综合征冠状病毒（Middle East Respiratory Syndrome Coronavirus，MERS-CoV）引起的人畜共患病毒病。该病毒于 2012 年 9 月在沙特阿拉伯的一名呼吸衰竭患者身体中发现。MERS–CoV 在阿拉伯半岛长期存在，并造成散发疫情。80% 的感染病例发生在中东地区，中东地区以外的 MERS 疫情均与输入性病例有关。根据中国疾病预防控制中心数据显示，自 2012 年发现至 2015 年 7 月，共有 26 个国家报告了 MERS 病例。其中，858 例患者死亡，病死率约为 35.5%[8]。

MERS 的典型症状包括发热、咳嗽和气短。肺炎较为常见，但 MERS 患者不一定会出现这一病症。腹泻等胃肠症状在 MERS 患者中也有过报告。MERS-CoV 是一种人畜共患病毒，在动物和人类之间传播。人与人之间传播是可能的，但是主要发生在密切接触者之间和卫生保健环境中。在卫生保健以外的环境中，人与人之间的传播十分有限。

为了更好地了解该病毒及其引起的疾病，WHO 与受影响和面临风险的会员国的公共卫生和动物卫生专家、临床医生和科学家合作，收集并且分享科学证据，确定 MERS 和其他呼吸系统疾病的最佳综合监测策略、疫情应对重点，包括按照“同一健康”方法开展全面现场调查，以及临床管理和治疗方法。WHO 还与联合国粮食及农业组织、世界动物卫生组织和国家政府合作，制定公共卫生预防策略（包括开发人用和单峰骆驼用候选疫苗），以限制人畜共患病在人与人之间的传播和扩散。

九、寨卡病毒感染

寨卡病毒是一种蚊媒病毒，1947 年在乌干达寨卡森林的恒河猴中首次发现，随后在其他非洲国家和亚洲都发现过零星的人类感染。自 2007 年以来，非洲、美洲、亚洲和太平洋地区都有寨卡病毒病疫情记录。2015 年 5 月，巴西报告首例确诊本地感染寨卡病毒的病例。在随后的 1 年时间里，该疫情在巴西以及美洲多个国家迅速流行开来，多个太平洋岛屿及东南亚地区也都有疫情暴发。截至 2016 年 11 月，WHO 宣布寨卡病毒病疫情紧急阶段结束。根据 WHO 美洲办事处的通报，此次寨卡病毒病疫情导致了美洲 53.2 万例患者的感染[9]。

在过去 10 年的历次疫情中，研究发现寨卡病毒感染与吉兰—巴雷综合征发病率增加有关。2015 年，寨卡病毒在美洲出现，巴西发生大规模流行。当时，科学家首次描述了寨卡病毒感染与小头畸形（小于正常头部尺寸）之间存在关联。在回顾性审查中，法属波利尼西亚也有类似的发现。2016 年 2—11 月，

WHO 宣布小头症、其他神经系统障碍和寨卡病毒病为国际关注的突发公共卫生事件，寨卡病毒与先天性畸形之间的因果关系很快得到证实。美洲大部分地区和其他区域均发现埃及伊蚊传播寨卡病毒病疫情。来自寨卡病毒活跃传播地区的旅行者中发现了感染病例，证实了性传播是该病毒的非媒介传播途径。

这场疫情之所以引起广泛的关注，还有一个重要的原因是巴西里约热内卢正好是 2016 年奥运会和残奥会的举办地。5 月，距离奥运会举办还有 3 个月，来自 10 多个国家的 150 多名医生、科学家和伦理学家，联合发出了一封公开信，呼吁 WHO 慎重考虑因为寨卡病毒病疫情，而将里约热内卢奥运会推迟或者异地举行。

全球寨卡病毒病例从 2017 年起有所下降，在美洲几个国家和其他地方性流行区域保持低水平流行。此外，2019 年欧洲报告了首例本地蚊子传播的寨卡病毒病例，2021 年在印度发现了与寨卡病毒有关的暴发疫情。迄今为止，共有 89 个国家和地区报告过蚊子传播寨卡病毒的证据。

十、新型冠状病毒感染

2019年12月出现的严重急性呼吸系统综合征冠状病毒2（Severe Acute Respiratory Syndrome Coronavirus-2，SARS-CoV-2）感染导致的疾病正式被命名为新型冠状病毒 2019（Corona Virus Disease 2019，COVID-19），该疾病迅速蔓延至全球 190 多个国家。根据 WHO 最新数据显示，总计超过 7.76 亿人次感染，超过 700 万人死亡[10]，对人类的医疗卫生和经济发展带来不可估量的影响。

COVID-19 以发热、干咳、乏力等为主要表现，少数患者伴有鼻塞、流涕、腹泻等上呼吸道和消化道症状。重症病例多在 1 周后出现呼吸困难，严重者快速进展为急性呼吸窘迫综合征、脓毒症休克、难以纠正的代谢性酸中毒、凝血功能障碍及多器官功能衰竭等。轻型患者仅表现为低热、轻微乏力等，无肺炎表现。多数患者愈后良好，少数患者病情危重。老年人和有慢性基础疾病者愈后较差。

2022 年 12 月 26 日，国家卫生健康委员会发布公告，将新型冠状病毒肺炎更名为新型冠状病毒感染。经国务院批准，自 2023 年 1 月 8 日起，解除对新型冠状病毒感染采取的《中华人民共和国传染病防治法》规定的甲类传染病预防、控制措施；新型冠状病毒感染不再纳入《中华人民共和国国境卫生检疫法》规定的检疫传染病管理。目前，我国对新型冠状病毒感染实施“乙类乙管”，呈低水平波浪式流行，对于该病的监管仍需要继续。

综上，由于突发公共卫生事件通常具有意外性、复杂性、聚集性、阶段性的特征，因此在防控时会采取一系列诸如隔离、留观等措施。这可能会产生知情同意与应急救援、媒体公开的透明迅速与普通民众的舆情应激、日益提升的健康意识与未病人群的资源占用等之间的伦理矛盾。在分析这些矛盾的主要表现后可以发现，通过强化沟通理解、实现个人利益和集体利益相统一，救治回归人性、凸显人文关怀，加强行业监管、切断不实口径，加强健康宣教、引导理性认知等措施，能够有效缓解这些矛盾。

（李元元，郭玉明，陈典洁）

【参考文献】

［1］Johnson N P, Mueller J. Updating the accounts: global mortality of the 1918–1920 “Spanish” influenza pandemic［J］. Bulletin of the History of Medicine, 2002, 76(1): 105–115.

［2］Bingel K F. Epidemiological studies on morbidity, mortality & mode of spreading of 1957–58 influenza epidemic［J］. Medizinische, 1958（43）：1696–7101.

［3］Cockburn W C, Delon P J, Ferreira W. Origin and progress of the 1968–69 Hong Kong influenza epidemic［J］. Bull World Health Organ, 1969, 41（3）：345–348.

［4］World Health Organization. Ebola disease［EB/OL］.［2025–04–24］. https://www.who.int/news–room/fact–sheets/detail/ebola–disease.

［5］Guan Y, Shortridge K F, Krauss S, et al. Molecular characterization of H9N2 influenza viruses: were they the donors of the "internal" genes of H5N1 viruses in Hong Kong?［J］. Proceedings of the National Academy of Sciences of the United States of America, 1999, 96（16）：9363–9367.

［6］Gao H N, Lu H Z, Cao B, et al. Clinical findings in 111 cases of influenza A（H7N9）virus infection［J］. The New England Journal of Medicine, 2013, 368（24）: 2277–2285.

［7］World Health Organization. Influenza（Seasonal）［EB/OL］.［2025–04–28］. https://www.who.int/news–room/fact–sheets/detail/influenza–（seasonal）.

［8］Gulfáraz K , Mohamud S H. Threat Emerging and Reemerging Viral Pathogens［M］. New York：Academic Press，2020：151–167.

［9］Castro M C, Han Q C, Carvalho L R, et al. Implications of Zika virus and congenital Zika syndrome for the number of live births in Brazil［J］. Proceedings of the National Academy of Sciences of the United States of America, 2018, 115（24）：6177–6182.

［10］WHO. Coronavirus disease（COVID-19）pandemic［EB/OL］.［2025–07–01］. https://www.who.int/emergencies/diseases/novel–coronavirus–2019.

第二章
我国传染病诊疗与研究中的伦理现状与对策

第一节　重大新突发传染病暴发后临床研究的相关伦理问题

一、重大新突发传染病暴发后，临床研究伦理审查及实施过程中存在的问题

有学者通过文献综述的方法分析了重大新突发传染病相关临床研究中存在的突出问题[1]，主要包括研究设计、伦理审查、研究实施过程及研究结果的披露等方面。

（一）临床研究设计

1. 临床研究的安全性

重大新突发传染病暴发后的临床研究对于安全隐患的控制非常重要，其把握的难点在于：①疾病因素方面，不同于普通疾病，相关临床研究面临着疾病在人群中传播的风险，威胁受试人群和研究人员的安全；②患者因素方面，对获得更好治疗的渴望，使患者对临床研究可能存在的风险隐患有所忽视；③临床诊疗因素方面，因暴发突然，尚未建立重大新突发传染病有效的诊疗规范，特别在暴发初期，对病原学及疾病本身认识尚浅，没有明确有效的治疗药物和手段，临床标准化诊疗方案在不断地研究和修订中，诊疗和研究界限不清。部

分风险较大的临床研究可能为了达到研究的样本量而存在放宽入组标准的情况。此外，重大新突发传染病的治疗药物相关研究往往耗时较长。在无有效治疗手段的情况下，将处于临床研究阶段的药物用于病情急需的患者，可能会带来较大的安全隐患。

2. 临床研究的科学性

科学性对一项研究至关重要，尤其是在重大新突发传染病事件发生期间，更不能因为时间紧迫，而忽视对临床研究设计科学性的评估。疫情暴发后，新突发传染病的病因、病理等尚不明确，较难准确判断疫情的变化和发展，这对临床研究的科学设计和按计划实施都是巨大的挑战。疫情的不确定性可能会导致原有研究计划出现偏差，甚至被迫终止；同时，随着国家层面统一部署防控措施的实施，传染病患者数量可能会急剧减少，研究也同样会面临受试者样本量不足的情况。此外，在尚未建立重大新突发传染病有效的诊疗规范的基础上，将患者作为受试者需要慎之又慎；某些研究使用的药物属于新药或是超适应症使用的老药，其是否合法依规也需要进一步考量。

（二）伦理审查

1. 伦理审查方式

面对重大新突发传染病暴发的情况，相关的临床研究项目在短时间内急剧增加。当前人、财、物均十分紧缺，且隔离防控、交通管制等状况同时存在的情形，给临床研究伦理审查带来了严峻挑战：①控制疫情的主要措施之一是切断传播途径，减少人群聚集，因此常规的线下伦理审查会议较难开展，而远程会议审查作为新的审查模式，也给伦理委员会的组织管理和制度建设工作提出了新要求；②多中心研究项目协作审查机制尚不完善，不同地区、不同层级医疗机构间临床研究能力和管理要求存在差异，如何控制多中心临床研究实施的质量，尚无统一共识。

2. 伦理审查的能力与效率

对重大新突发传染病相关知识和理论的认识不足，缺乏针对性文件指导伦理审查工作以及疫情紧急救治的迫切性，都会在一定程度上降低伦理审查的能力与效率。重大新突发传染病的预防和诊治还存在许多尚未明确之处，研究进行过程中出现非预期不良事件的可能性较大，且部分非预期严重不良事件产生的严重后果，可能进一步导致研究的暂停或提前终止。此外，在疫情紧急的状况下，对伦理审查的时限也提出了较高的要求，如何在尽可能高效审查的同时又保障审查的高质量，对伦理审查委员会的能力是极大的考验。

（三）研究实施过程

1. 临床研究的公平性

在重大新突发传染病疫情暴发后，因疾病本身诊疗措施的限制，相关临床研究的干预措施也是有限的，研究常常会忽视招募受试者的公平性，特别是对于精神障碍、智力低下等脆弱群体，需要给予更多的关注，以保障这类群体公平参与临床研究。

2. 临床研究资源配置

重大新突发传染病的暴发可能会在短期内急剧消耗当地医疗卫生资源，医务人员均全力以赴地投入到疫情防控工作中，而临床研究的实施需要研究人员投入充分的时间和精力，以确保受试者安全。因此，医疗资源的相对不足、应急响应的紧迫性与新突发传染病临床研究的要求，存在着一定的冲突，如何将有限的临床研究资源进行优化分配及使用是重点和难点。

3. 知情同意及隐私保护

重大新突发传染病相关临床研究的知情同意和隐私保护实施的难点在于：①受试者因素方面，重大新突发传染病情况下，受试者处于隔离状态且部分危重型受试者可能已丧失自主知情同意的能力，而其家属作为密切接触人也要接受隔离观察，再加上社区封闭、交通管制等因素，获取明示的知情同意障碍重重；②疾病因素方面，传染病的性质使传染病患者容易遭受歧视，临床研究中收集到的受试者姓名、地址、联系方式、诊断结果等个人信息一旦被泄露，很可能会对受试患者造成二次伤害。但某些特殊情况下，出于对公众健康负责以及共享传染病研究成果的需求，如何在保护受试者隐私的前提下，经由伦理审查委员会、相关医疗卫生机构和卫生管理部门的协作，高效高质量获取有效的知情同意，有十分重要的现实意义。

（四）研究结果的披露

部分研究机构在获得初步研究结果的情况下，即使证据尚不够充分，就匆忙发布研究结果，可能会造成人群恐慌、谣言四起的局面。此外，无论是向研究者披露信息，还是面向公众及研究参与者（受试者）进行披露，均需秉持科学、公正的态度。

二、重大新突发传染病暴发后，临床研究的特殊伦理考量

针对重大新突发传染病暴发后的临床研究，国际社会历来高度关注，因为在此条件下开展临床研究，面临着一系列与常规条件下不同的伦理、社会和法律问题。在国际医学组织理事会（the Council for International Organizations of Medical Sciences，CIOMS）联合 WHO 制定的《涉及人的健康相关研究国际伦理准则（2016 年版）》[2]中，明确提出了“发生灾难和暴发疾病时开展研究”的伦理准则；2016 年，WHO 发布的《传染病暴发伦理问题管理指南》[3]对传染病暴发期间的研究进行了规定；2020 年 1 月 28 日，英国纳菲尔德生命伦理委员会发布《全球卫生突发事件相关研究的伦理问题》（*Research in Global Health Emergencies：Ethical Issues*）最新报告。报告提出平等尊重（equal respect）、帮助减轻痛苦（helping reduce suffering）和公正（fairness）三大核心价值[4]。其具体要求可表述为：平等尊重要求尊重他人平等的道德地位，包括尊严、人格和人权；帮助减轻痛苦强调所有行动需遵循建立在团结互助以及人道主义基础上的基本义务；公正主要体现为不歧视他人以及风险获益的公平分配[5]。从中可以看出，重大新突发传染病暴发后临床研究的伦理关注，仍然脱离不了尊重、有利和公平的国际准则。

（一）风险与受益评估的特殊考量

标准的注册药物临床试验基于成熟与完善的新药审评制度，药物前期临床前的研究工作比较扎实，有完善的数据支持其有效性和安全性，伦理审查相对简单，挑战性不大。以 COVID-19 疫情为例，自暴发以来，登记注册的药物相关临床研究项目来看，绝大部分为研究者发起的临床研究（Investigator-initiated

Clinical Trial，IIT）项目。此类项目往往存在以下 3 个方面的问题[6, 7]：①立题依据不充分，缺乏必要的研究背景；②研究基础不充分，缺乏必要的临床前实验数据；③研究条件不充分，缺乏必要的质量保证体系。例如，对一个抗病毒的药物而言，先搞清楚它究竟针对病毒的什么特定蛋白，阻断病毒复制的哪一个环节，作用机理是什么；在此基础上，再考虑临床的治疗价值，才有研究意义。而大量的作用机制不明或从分子设计上已证明对 SARS-CoV-2 无效的药物，仍然在登记注册进行临床研究；还有一些项目仅仅基于粗糙的体外细胞试验观察到对 SARS-CoV-2 有抑制作用，但其报道的有效浓度往往是几十甚至几百微摩尔，其在体内要达到此浓度几乎不可能。对于几十个拟开展的中药临床研究（包括中药注射剂）而言，其中不乏国家药品监督管理局连续多年发布的国家药品不良反应监测年度报告中，反复提及的重点品种。而对于在临床治疗中如何使用本身就存在重大分歧的糖皮质激素类药物，也有不少的登记注册项目拟开展研究。这种研究究竟是基于患者受益的考虑，还是基于"利用"此次疫情难得的"海量受试者"机会进行的科学验证，值得深思。从实际操作层面上来看，在突发紧急状况下开展的临床研究，针对患者（特别是危重症患者）而言，大部分都愿意承担未经证实的研究药物所带来的高风险。从这一点上看，重大新突发传染病暴发后的潜在受试者是严格意义上的"弱势人群"，应该给予特别的伦理关注，应充分考虑在此情况下参与研究受试者的弱势特性：可能屈服于研究者的学术权威、不能在充分理解利弊前提下做出决定、因传染性而受歧视等。同时，紧急情况下的临床研究方案往往会有意降低纳排标准，从而影响研究结果。因此，临床研究更应当避免大范围地紧急使用无明确数据支持的药物[2]。

另外，如此众多抗疫药物的临床研究，如果真要在防疫极其紧张的临床一线开展，那就需要更多的患者、医护人员参与到临床研究的特殊流程中来。在一线抗疫工作量极大的情况下，其操作性存在极大问题。从登记注册项目所提供的信息来看，绝大部分项目的组织形式均为发起医疗机构（大部分为疫情暴发地省外且有驰援抗疫任务的大型医疗机构）做牵头单位，本单位对口驰援医院为参加单位的多中心临床研究模式。如此特殊的临床研究组织形式也是疫情的一大创造，但正因如此，组织形式上反而更无法回避一个问题，即研究目的究竟应该多大程度上关注于产生可普遍化的知识，多大程度上关注如何将新获得的知识快速应用于临床治疗和公共卫生实践，服务患者和公众健康[8]。这是针对重大新突发传染病暴发后开展临床研究伦理审查时，必须明确考虑的重点；且在此特殊情况下，应该更倾向于将新获得的知识快速应用于临床治疗而不是产生可普遍化的知识。否则，过多过滥的临床研究只会给临床一线人员增加巨大的负担，用掉宝贵的医疗和研究资源。

（二）疾病暴发时期，同情治疗与临床研究的关系

COVID-19 疫情暴发早期，并没有数据显示瑞德西韦有治疗作用，仅在体外模型中，显示瑞德西韦对 SARS-CoV-2 有活性，但这并不构成其进入临床试验的充分必要条件。真正让瑞德西韦走向“聚光灯”下的是 2020 年 1 月 31 日发表在《新英格兰医学杂志》（*the New England Journal of Medicine*）上，关于美国首例 COVID-19 患者接受瑞德西韦治疗过程的文章[9]。但该例患者并不是以参与药物临床试验的方式接受瑞德西韦治疗的，而是基于“同情用药”原则进行的尝试性治疗。美国是世界上最早建立同情用药制度的国家，按照美国食品与药品监督管理局（Food and Drug Administration，FDA）的规定，同情用药是指对于患有严重或危及生命疾病的患者，在不能通过现有药品或入选临床试验来得到有效治疗时，可以申请在临床试验之外使用未经上市许可的试验用药物。根据美国 FDA 官网公布的数据，美国药品评价中心（Center for Drug Evaluation，CDE）在 2009—2015 年共收到了 7292 份（年均 1215 份）药物同情使用申请，申请的获批率约为 99.5%。近年来，同情用药制度在国际范围内被逐渐接受，目前欧盟国家、日本等已建立相关制度。

2019 年 8 月新修订的《中华人民共和国药品管理法》[10]，也积极吸纳了“同情用药制度”。其中，第二十三条规定，“对正在开展临床试验的用于治疗严重危及生命且尚无有效治疗手段的疾病的药物，经医学观察可能获益，并且符合伦理原则的，经审查、知情同意后可以在开展临床试验的机构内用于其他病情相同的患者”。因此，从该制度设计本身而言，我们必须明确开展同情用药的几个基本前提：适用的药物须是“正在开展临床试验”的药物，适用的疾病需属于“严重危及生命且尚无有效治疗手段的疾病”。这就是在 COVID-19 疫情下，瑞德西韦无法以同情用药的方式用于抗疫一线患者治疗的重要原因。假设该药

本身已在我国进行临床试验（不管其适应症为何），那么基于伦理的考虑，对于危重症患者而言，同情用药就应该是比参与临床试验更可取的选择。毕竟，基于科学性要求的随机对照试验设计，使安慰剂组面临“无效治疗”的风险[11]。

显然，同情用药制度是在临床试验和已获批上市药物之外，为危重症患者提供了一条额外的药物可及的路径，在特殊情况下是履行“患者受益最大化”这一基本伦理原则的重要抓手。如果通过制度创新在暴发的疫情中适当使用同情用药制度，则会在不影响注册试验的基础上，让危重症患者获得尽可能有效的治疗用药。当然，在感染人数多、涉及范围广的重大新突发传染病中使用同情用药制度，若仅局限于个例使用又会带来患者选择不公正的社会伦理问题，而规模化使用则面临现行法规制度的挑战。因此，面对复杂多变的重大新突发传染病事件，面对每天不断增长的病毒感染者死亡数量，我们不可能寄希望于一药定乾坤。但在平衡风险获益与保障知情同意的前提下，调整同情治疗与临床研究的关系，增加治疗的可及性，应该是未来需要尝试的方向。

（三）利益冲突与伦理监督

如上所述，在重大新突发传染病事件中，开展临床研究的目的不清晰（获得知识还是获得治疗），同时又涉及特殊“脆弱人群”的保护。在伦理审查时，我们就应该建立特殊的利益冲突管理制度规则，避免在此类临床研究中出现研究者（研究单位）既当“运动员”又当“裁判员”的局面。同时，考虑到突发状况下若按照标准程序的伦理审查机制进行评审，也无法满足紧急情况下的流程进度，必须有一种特殊的应急伦理审查机制，用于满足重大新突发传染病事件中开展临床研究的需求。结合我国特有的社会治理体系，联系 COVID-19 疫情防控工作中体现出的“举国体制”的巨大优势，既然防控物资、生活物资、医务人员等都能够通过国家层面统一进行调配，从而平衡好高效和公平的防控工作要求，那么在重大新突发传染病事件中开展临床研究伦理审查最佳的模式，也应该是上升到国家层面进行统一的伦理审查。原因如下：第一，这样可以极大避免无任何科学依据的项目盲目地开展临床研究，从而避免研究风险；第二，可以很好地规避利益冲突问题，既规避了研究风险，也让真正有价值的研究获得更多的研究资源。从具体操作层面上讲，可经国家层面的伦理委员会指导下的区域性特别伦理审查委员会审查，或由卫生主管部门建立或紧急成立重大新突发传染病事件临床研究特别伦理审查委员会，专门针对此情况下的临床研究开展伦理审查工作。

（四）人类遗传资源与生物安全管理

以重大新突发传染病患者的各种生物样本为研究对象的临床研究是该类研究的重要方式，其中所贯穿的程序正义与过程规范的具体要求也应该被遵守。首先，广大患者在常规诊疗过程中所留下的生物样本从严格的法律意义上而言，其所有权属于患者而非医疗机构，若需要使用必须履行适当的程序，研究设计不同，知情同意的要求亦不同。一般而言，针对回顾性研究可申请免除知情同意，研究者作出隐私保护的承诺；而对于重大新突发传染病的研究更多的是前瞻性研究，原则上应该经患者书面知情同意后，才能使用其生物样本。我国《人类遗传资源管理条例》第十二条明确规定："采集我国人类遗传资源，应当事先告知人类遗传资源提供者采集目的、采集用途、对健康可能产生的影响、个人隐私保护措施及其享有的自愿参与和随时无条件退出的权利，征得人类遗传资源提供者书面同意。"《涉及人的生物医学研究伦理审查办法》第三十九条明确规定了可以免除签署知情同意书的条件：①利用可识别身份信息的人体材料或者数据进行研究，已无法找到该受试者，且研究项目不涉及个人隐私和商业利益的；②生物样本捐献者已经签署了知情同意书，同意所捐献样本及相关信息可用于所有医学研究的。由此可以看出，在今后的临床研究中已经不存在所谓的"利用检验科常规检验后废弃的样本做科研"的"模糊地带"了。我们必须清醒地认识到高质量学术产出，首先需要保证其研究所用样本来源的合法与合规性。

同样，患者在医疗机构留存的诊疗信息和数据也属于人类遗传资源，利用这些信息和数据仍然需要履行相应的程序，保证研究所用信息和数据来源的合法与合规性。特别是近几年我国陆续出台了《数据安全法》《个人信息保护法》《民法典》等，法规中关于个人信息、隐私的保护条款均涉及了数据的权属问题。部分地区如深圳已经率先出台的《数据条例》和《上海市数据条例》中，也有针对数据权属的条款。这无疑对今后如何合规使用患者医疗数据进行科学研究，提出了更高的要求。

生物安全关乎社会安定、公众健康、经济发展和国防建设，由生物因素带来的安全问题一直是人类面临的巨大挑战。新发突发传染病也属于生物安全范畴，正日益成为全球关注的焦点。1989 年，全国人民代表大会通过《传染病防治法》，对传染病预防，疫情的报告、通报、发布，疫情控制中的人员隔离，疫区封锁，停工停课，物资征用，产品供应，交通卫生，尸体解剖，医疗救治，以及传染病菌（毒）种的保藏、携带和运输等进行了规定。该类诊治工作的科学研究也必须严格按照规定，对研究的全流程、全要素实行有计划的管理和监督，使研究过程符合疾病预防控制、检验、样本采集、隔离治疗等防控措施的要求。

（陈勇川）

【参考文献】

［1］陈海萍，祖恩晴，唐燕，等. 突发传染病相关临床研究伦理审查突出问题的总结与反思——基于文献综述的分析［J］. 中国医学伦理学，2021，34（10）：1291-1301.

［2］CIOMS，WHO. 涉及人的健康相关研究国际伦理准则：2016 版 / 国际医学科［M］. 朱伟，译. 上海：上海交通大学出版社，2019：76.

［3］世界卫生组织. 传染病暴发伦理问题管理指南［M］. 熊宁宁，刘海涛，伍蓉，等，译. 北京：中国中医药出版社，2020：24.

［4］Nuffield council on bioethics. Research in global health emergencies［EB/OL］.（2020-01-28）［2025-06-30］. https://www.nuffieldbioethics.org/publications/research-in-global-health-emergencies.

［5］张海洪. 新冠病毒肺炎突发公共卫生事件相关研究的伦理思考［J/OL］.（2020-02-13）［2023-09-23］. http://kns.cnki.net/kcms/detail/61.1203.R.20200212.1523.002.html.

［6］陈勇川，杨竟. 基于实践浅谈临床课题研究“申报前伦理审查”问题［J］. 中国医学伦理学，2016，29（6）：1001-1004.

［7］杨志敏，耿莹，高晨燕. 对研究者发起的临床研究的认识和思考［J］. 中国新药杂志，2014，23（4）：387–390.

［8］The national commission for the protection of human subjects of biomedical and behavioral research. Ethical principles and guidelines for the protection of human subjects of research［EB/OL］.（1979–04–18）［2025–06–30］. https://www.hhs.gov/ohrp/regulations–and–policy/belmont–report/read–the–belmont–report/index.html.

［9］Holshue M L，DeBolt C，Lindquist S，et al. First case of 2019 novel corona–virus in the United States［J］. The New England Journal of Medicine，2020，382（10）：929–936.

［10］第十三届全国人民代表大会常务委员会. 中华人民共和国药品管理法［EB/OL］.（2019–08–26）［2025–07–01］. https://iris.who.int/bitstream/handle/10665250580/9787513261357–chi.pdf?is–Allowed=y&sequence=5&ua=1.

［11］陈勇川. 新型冠状病毒肺炎疫情下药物临床研究的伦理思考［J］. 医学与哲学，2020，41（6）：22–25.

第二节 重大新突发传染病疫情下临床研究的现状与对策

一、新突发传染病事件的伦理审查工作机制

世界医学大会（World Medical Association，WMA）发布的《赫尔辛基宣言——涉及人类受试者的医学研究的伦理原则（2013年版）》第23条规定：“研究方案必须在研究开始前，提交给相关伦理委员会审议、评论、指导和批准。该伦理委员会的运作必须透明，必须独立于研究者、申办者和任何其他不当影响之外，并且必须具有适当的资格[1]。它必须考虑到开展研究的国家的法律和法规以及适用的国际规范和标准，但不得允许这些法律和法规减少或取消本宣言中规定的对研究受试者的任何保护。伦理委员会必须有权监督正在进行的研究。研究者必须向伦理委员会提供所要监督的信息，特别是任何严重不良事件的信息。未经伦理委员会审议和批准，不得修改研究方案。研究结束后，研究者必须向伦理委员会提交最终报告，其中包含研究结果和结论的摘要。”该项国际伦理原则基本明确了医学研究伦理审查的机制和方式。

近些年，随着国际性新突发传染病的不断暴发，SARS、流感、埃博拉病毒及COVID-19等疫情给全球带来严峻挑战，WHO和CIOMS相继发布和修订了针对性的伦理指南和准则，以指导新突发传染病暴发期间医学研究的伦理审查工作。COVID-19疫情后，我国卫生健康管理部门也出台了新的伦理审查办法，明确了伦理审查方式及审查时限，尤其对新突发传染病疫情暴发紧急情况下的伦理审查时限做出了具体要求。

（一）新突发传染病事件下的国际伦理审查指南或准则

WHO于2016年发布的《传染病暴发伦理问题管理指南》[2]指出：“与疫情未暴发时的情况一样，必须确保研究具有科学依据并增加社会价值；风险相对于预期受益是合理的；受试者的选择是公平的，参与是自愿的（在大多数情况

下，是遵循明确的知情同意过程的）；受试者的权利和福祉得到充分保护；研究经过充分的独立审查程序。这些国际公认的规范和标准源于有益、尊重人和公正的基本伦理原则。它们适用于涉及人的所有研究领域，无论是生物医学、流行病学、公共卫生或社会科学研究，并在很多国际伦理准则中作了详细解释，所有这些都完全适用于疫情暴发情况。研究中的所有角色，包括研究人员、研究机构、研究伦理委员会、国家监管机构、国际组织和商业赞助商，都有义务确保在疫情暴发情况下遵守这些原则。”“在时效性很强的情况下提供伦理审查——需要立即采取行动以控制传染病的暴发，这可能使我们无法遵守通常的研究伦理审查时间表。国家研究治理体系及国际社会理应前瞻性地洞察这一问题，通过构建机制，保障在紧急情况下伦理审查得以加速推进，同时确保伦理审查所追求的各项实质性保护不受丝毫减损。一种选项是授权在疫情暴发条件下对通用的研究方案进行预先审查，然后可以针对特定情境对其进行迅速调整和审查。尽早与当地研究伦理委员会进行讨论和协作有助于确保研究项目是可行的，并有助于当地委员会在疫情实际暴发时，有效和高效地审议最终研究方案。”

CIOMS 联合 WHO 制定的《涉及人的健康相关研究国际伦理准则（2016 年版）》[3] 第 20 条准则“发生灾难和暴发疾病时开展的研究”中明确规定：“卫生部门和研究伦理委员会应制定相应的程序，以确保拥有恰当、便捷和灵活的伦理审查和监督的机制和程序。”“例如，研究伦理委员会可对研究方案进行预审，以便在危机发生时，推进和加快伦理审查的进程。”“当突发性灾难来临时，往往要求对标准程序作一定的修改，这样才能以最便捷的方式达到伦理要求。例如，一方面所有研究均需要伦理监督，但在灾害发生期间，却有必要加快伦理审查，以确保在不违背伦理要求的前提下，可尽快开展有价值的研究。”“若按照标准的伦理审查机制，当灾难发生时，递交详细的研究方案并进行评审，往往耗时太多，因此应制定在紧急情况下推进和加快伦理审查的机制。例如，如果研究涉及重大伦理问题，研究伦理委员会可以先对研究方案进行初始的加速审查，然后再继续监督。理想的做法是，涉及灾害的研究应提前计划。计划包括很多方面，其中可提交部分研究方案以供伦理预审查，草拟各合作方之间数据和样本共享的安排等。”“卫生部门也可创建一个国际专家网络，以便在灾难期间协助当地的伦理审查。”“提前审查通用的研究方案，并不能替代灾难发生时具体研究方案的伦理审查。只要有可能，就应当开展当地的伦理审查。”

第23条准则“建立研究伦理委员会及其审查规范的要求”明确规定：“加速审查（快速审查）是一个程序，不超过最小风险的研究可以通过这个程序，由研究伦理委员会的某个委员或委员会指定的小组对项目进行及时审查和批准。有关部门或研究伦理委员会可以制定加速审查的程序。”“这些程序应规定如下内容：符合加速审查的申请、修改方案及其他要素的类型；加速审查所需的委员会成员的最少人数；决策状态（如是否要由整个研究伦理委员会确认）。”

（二）新突发传染病事件下的我国伦理审查法规要求

1. 伦理审查方式的法规要求

（1）常规会议审查

我国国家卫生健康委员会、教育部、科技部和国家中医药管理局于2023年2月18日出台的《涉及人的生命科学和医学研究伦理审查办法》[4]（以下简称《办法》）规定，“伦理审查一般采取伦理审查委员会会议审查的方式”“在受理后30天内开展伦理审查，并出具审查意见”。

（2）紧急会议审查

《办法》规定：“情况紧急的，应当及时开展伦理审查。在疫情暴发等突发事件紧急情况下，一般在72小时内开展伦理审查、出具审查意见，并不得降低伦理审查的要求和质量。”

（3）简易程序审查

1）适用情形

《办法》对于简易程序审查（即快速审查）方式的适用情形做出明确规定，适用简易程序审查的方式包括：“①研究风险不大于最小风险的研究；②已批准的研究方案作较小修改且不影响研究风险受益比的研究；③已批准研究的跟踪审查；④多机构开展的研究中，参与机构的伦理审查委员会对牵头机构出具伦理审查意见的确认等。”

2）审查工作流程

《办法》规定简易程序审查的工作流程为：“简易程序审查由伦理审查委员

会主任委员指定两个或者以上的委员进行伦理审查，并出具审查意见。审查意见应当在伦理审查委员会会议上报告。”

3）审查方式转换

《办法》针对简易程序审查与会议审查方式的转换进行了明确：“简易程序审查过程中，出现研究的风险受益比变化、审查委员之间意见不一致、审查委员提出需要会议审查等情形的，应调整为会议审查。”

2. 伦理审查类型的法规要求

（1）初始审查

对于生物医学研究，“研究者在申请初始伦理审查时，应当向伦理审查委员会提交材料”“伦理审查委员会收到申请材料后，应当及时受理、组织初始审查。”

（2）方案修改审查

对于已批准的研究需要对研究方案进行修改时，《办法》也进行了明确规定：“经伦理审查委员会批准的研究需要修改研究方案、知情同意书、招募材料、提供给研究参与者的其他材料时，研究者应当将修改后的文件提交伦理审查委员会审查。”

（3）跟踪审查

对于已批准实施的研究，《办法》规定：“研究者应当按要求及时提交研究进展、严重不良事件，方案偏离、暂停、终止，研究完成等各类报告”“伦理审查委员会应当按照研究者提交的相关报告进行跟踪审查”“跟踪审查的时间间隔不超过 12 个月。”

（三）应对新突发传染病事件的伦理审查实践

自 COVID-19 疫情暴发以来，我国各类医疗卫生机构提出或制定了各种应对新突发传染病事件医学研究伦理审查的指南、共识或办法。

北京医学伦理学会牵头北京地区医疗卫生机构制定了《北京地区医疗卫生机构重大突发传染病临床研究伦理审查共识》[5]，该共识中的伦理审查方式包括“伦理前置审查”“会议审查”“远程会议模式”“快速审查 / 简易程序审查”。其中，会议审查包括“紧急会议审查”。远程会议模式是指在委员聚集受限时，可以采用约定时间召开视频会议等形式。

《国际关注突发公共卫生事件伦理审查经验及其启示》[6]提出，在紧急情况下，常规的会议审查及快速审查仍然会受到一定程度的限制，各伦理委员会应快速组织线上审查工作，充分利用电子化平台优势，电子审查接收资料，启动视频或者音频紧急线上会议，同时确保做好会议记录及信息安全保障工作。

针对 COVID-19 疫情，上海中医药大学附属龙华医院、世界中医药学会联合会等 19 家医疗卫生机构伦理委员会联合发表了《采用远程会议模式实施伦理审查的操作指引》[7]。该操作指引较为详细地论述了疫情期间，伦理委员会实施远程会议审查的基本原则、会议的发起与准备、会议的实施与审查决定的传达以及会议材料的整理归档等具体问题，为新突发传染病暴发下有效开展医学研究伦理审查工作提供了参考。该指引详细描述了远程会议工具的选择，优选视频接入作为远程会议的方式；确实无法实现时，才选择相对成熟的电话（音频）会议系统服务。在选择远程会议工具时，应当考虑：实施会议需要的特定功能，产品成熟度、易用性，既往使用经验，参会者的网络或通信环境，客户服务 / 后勤支持的可及性。

《突发公共卫生事件临床研究伦理指南》[8]提出建立快速高效的伦理审查机制，伦理委员会的审查程序可以根据疫情需要进行加快，但是加快审查是指伦理委员会审查速度和效率的提升，不等同于快速审查或简易审查程序。该文建议在特殊情况下，可以启用网络伦理审查平台。

《基于德尔菲法的突发传染病相关临床研究伦理审查及管理的特殊规范要求研究》[9]提出，建立加快审查机制，制定突发传染病事件期间临床研究的伦理审查操作程序，实施远程会议审查，制定远程会议审查标准操作规程，对批准的突发传染病相关临床研究项目加强跟踪审查，对项目取得的重大进展和/或可能具有重大风险的临床研究、相关传染病感染情况等进行跟踪。

《医院伦理委员会在重大突发公共卫生事件一级响应下的工作原则和机制研究》[10]提出，在一级响应的特殊时期，伦理委员会应充分并灵活运用不同的审查方式，包括会议审查、快速审查和紧急会议审查，有效利用信息平台在线实时审查，并尽快传达审查意见和审查结果。该文指出紧急会议审查的目的是加快审查速度，而不是减免审查流程，更不能降低审查质量。

（丁晋彪）

【参考文献】

［1］World Medical Association. Declaration of Helsinki-ethical principles for medical research involving human subjects［J］. AMA，2013，310（20）：2191-2194.

［2］WHO. 传染病暴发伦理问题管理指南［M］. 北京：中国中医药出版社，2020.

［3］CIOMS，WHO. 涉及人的健康相关研究国际伦理准则（2016版）［M］.（第1版）. 上海：上海交通大学出版社，2019.

［4］国家卫生健康委员会、教育部、科技部和国家中医药管理局. 涉及人的生命科学和医学研究伦理审查办法［Z］. 2023.

［5］李义庭，王美霞，白桦，等. 北京地区医疗卫生机构重大突发传染病临床研究伦理审查共识［J］. 中国医学伦理学，2021，34（1）：68-74.

［6］胡蝶花，王晓敏，粟志英，等. 国际关注突发公共卫生事件伦理审查经验及其启示［J］. 中国医学伦理学，2020，3（10）：1193-1198.

［7］陈晓云，刘强，沈一峰，等. 采用远程会议模式实施伦理审查的操作指引［J］. 中国医学伦理学，2020，33（4）：462-466.

［8］湖南省医学会医学伦理学专业委员会，中南大学湘雅医院，中南大学医学人文研究中心. 突发公共卫生事件临床研究伦理指南［J］. 中南大学学报（医学版），2020，45（8）：881-885.

［9］周萍，李欣，杜严勇，等. 基于德尔菲法的《突发传染病相关临床研究伦理审查及管理的特殊规范要求》研究［J］. 中国学伦理学，2021，34（9）：1172-1177.

［10］吕雯倩，朱万，江一峰. 医院伦理委员会在重大突发公共卫生事件一级响应下的工作原则和机制研究［J］. 中国医学伦理学，2020，33（9）：1062-1065.

二、国家新突发传染病伦理审查指导原则与数据监察委员会（Data Monitoring Committee，DMC）专家库

传染病的暴发流行一直对人类社会的发展进步有着巨大而深刻的影响。近年流行的 SARS、流感、MERS 以及 COVID-19 等疫情，给全球带来了严峻的挑战。在重大突发传染病等公共卫生事件中，临床研究特别是新药研发的社会意义更加凸显，既要快速解决诊疗问题以利于疫情控制、救治患者，同时又需要科学有序推进，防止病例资源用于不可靠的临床研究，影响受试者的安全、延误研发，从而对更广大的患者和社会造成危害。由此可见，科学、严谨、可靠的研究数据和结论，不仅与感染者个体疾病控制相关，更与社会稳定、国计民生有重大关联。

2016 年，WHO 针对 2014 年 8 月暴发的埃博拉疫情制定了《传染病暴发伦理问题管理指南》[1]。其中涵盖了疫情暴发期间临床研究如何做、怎么审的问题，提出“提前建立决策系统和程序是确保在疫情发生时，做出合乎伦理决策的最佳方式”。我国国务院应对 COVID-19 疫情联防联控机制科研攻关组于 2020 年 2 月 25 日，印发了《关于规范医疗机构开展新型冠状病毒肺炎药物治疗临床研究的通知》[2]，就开展 COVID-19 临床研究医疗卫生机构的资格、临床资源和研究项目统筹整合、研究开展的合规和规范性等做出了具体要求和规定。回顾总结 COVID-19 疫情期间问题和经验，制定重大突发传染病暴发流行期间相关临床研究伦理审查指南，对应对将来可能出现的重大突发传染病具有重要意义。

（一）重大新突发传染病临床研究伦理的审查原则

依据国内新药研发和伦理审查相关法律、法规以及部门规章制度，包括《突发公共卫生事件应急条例》[3]《中华人民共和国传染病防治法》[4]《中华人民共和国药品管理法》[5]《国家食品药品监督管理局药品特别审批程序》[6]《中华人民共和国药品注册管理办法（2022 年 7 月 1 日）》[7]《涉及人的生物医学研究伦理审查办法》[8]《医疗卫生机构开展临床研究项目管理办法》[9]《关于规范

医疗机构开展新型冠状病毒肺炎药物治疗临床研究的通知》[2]等；同时参考了国际相关指导原则，包括《赫尔辛基宣言》(*Declaration of Helsinki*)[10]、《传染病暴发伦理问题管理指南》(*Guidance for Managing Ethical Issues in Infectious Disease Outbreaks*)[11]《涉及人的健康相关研究国际伦理准则（2016）年版》[*International Ethical Guidelines for Health-related Research Involving Humans*（2016）][12]等。

1. 开展重大突发传染病临床研究的伦理原则

（1）公共卫生伦理的基本原则

公共卫生学是指预防疾病、延长寿命和促进身心健康的一门科学，又称公共健康，是相对于个体健康而言。公共卫生伦理学则主要关注公共卫生行动中群体层次的伦理问题，包括政府、公共卫生机构、医疗机构以及公民的权利、义务和责任等问题[13]。《试论公共卫生伦理学的基本原则》[14]中提出了公共卫生伦理学的基本原则，即效用原则、公正原则、尊重原则、互助原则和相称性原则等。

（2）重大突发传染病临床研究伦理的基本原则

重大突发传染病的临床研究需要遵循的总原则为：坚持研究的科学价值、临床价值和社会价值[15]；坚持《赫尔辛基宣言》的核心宗旨：尊重、公正、有益、最大限度不伤害；坚持知情同意、控制风险、免费与补偿、隐私保护、依法赔偿和特殊保护原则[8]不变，同时兼顾公众受益原则。

2. 重大突发传染病临床研究项目的伦理审查要素

在疫区开展疫情相关临床研究的前提，是所有的研究都应以疫区人群的健康需求为优先事项[12]。除了要遵循《涉及人的生物医学研究伦理审查办法》[8]以及其他国际伦理准则中所要求的审查要素，经过充分的独立审查程序、充分保障受试者的权益，重大突发传染病临床研究项目还应特别关注以下问题。

（1）研究实施中心资质

新药注册临床试验和干细胞临床研究，要求开展试验的医疗卫生机构具有相应的专业临床试验资格。在项目审查时，应关注开展上述试验/研究的医疗卫生机构在资质方面的合规性。立项数量与潜在受试者资源是否匹配、是否类似项目重复，避免造成病例资源浪费、研究者精力分散，不能使社会尽快受益。

（2）研究者资格、研究团队组成及分工

应关注研究团队所有成员在开展临床试验机构的执业资格、药物临床试验质量管理规范（Good Clinical Practice，GCP）培训经历、临床研究经历等资质。应关注研究者在方案制定中是否有切实参与。

来自不同医疗卫生机构的研究人员协同开展研究时，应关注主要研究者与研究团队人员的分工和沟通交流机制，关注研究实施所在医疗卫生机构“外来”的主要研究者（Principal Investigator，PI）能否调动人员和资源的保障措施，保障知情告知、获得同意、筛查访视、数据记录、安全事件处理和报告等项目实施关键步骤，能够有具体人员负责，对受试者安全有全程关注。

（3）研究方案

1）立项的必要性

坚持生命伦理的社会价值[8]，确保研究具有科学依据并增加社会价值[1]。医疗卫生机构作为临床研究的责任单位，在伦理审查前，应组织学术委员会对研究项目的科学性进行审查，并关注类似项目在本机构和其他医疗卫生机构立项情况、有无研究进展，结论如何，可以在中国临床试验注册中心（Chinese Clinical Trial Registry，ChiCTR）查询项目注册信息。在进行伦理审查时，委员应关注本机构项目管理部门是否对立项必要性进行了评估，避免简单重复或不具有科学意义的项目在本中心批准。

2）风险与受益比的评估

在开展研究时，需要在受试者个人所面临的风险与受益、群体乃至社会层面的风险与受益之间，寻求恰当的平衡考量。对风险与受益比的评估是综合性的，需要若干审查材料的支持。首先是基于对方案科学性的判断，而“研究项目是否科学，应基于现有证据的判断。越是风险性高的项目，越是需要强有力的证据[1]”。由此应重视研究者手册中前期研究基础，是否支持现有方案中的适应症、给药剂量、间隔和疗程等；该干预措施的盲法设计以及紧急破盲规定对受试者安全有无保障；安慰剂或阳性对照选择理由是否充分；入选和排除标准是否保障纳入最适人群；类似研究是否阴性结果或已获明确结论等。

3）受试者选择的公平性

受试者的招募应是公平的。公平性主要体现在研究的入选和排除标准、知情同意书中关于权益保障的描述、招募材料中不存在诱导或胁迫等不当语言等。招募受试者时不应存在任何歧视，所选的受试者应能代表具有这种疾病的全部人群，不应考虑性别比例、民族差异、经济地位等，要保证临床试验的受益和风险在目标疾患者群中得到公平分配。

4）弱势群体额外保护措施

“传染病暴发期间需要紧急做出决定，而且通常是处在科学的不确定性、社会和机构混乱以及恐惧和不信任的总体氛围下[1]。”一定意义上来说，传染病患者因为更易遭受污名化和歧视，疾病暴发时获得医疗资源的可及性和及时性普遍受限、法定隔离要求使个人意志相对受约束等，而普遍处于弱势地位。其中的失能失智、未成年人、老人、孕妇等传统意义上的弱势群体，相较其他疾病人群中的更加弱势。因此，审查时应关注：研究必须纳入上述弱势人群的理由是否充分；如果必须纳入且理由充分，是否采取了额外的保护措施，额外保护措施是否准备充分；知情同意书告知内容和签署要求应符合相关规范要求等。

（4）知情同意书

知情同意书着重强调可能的受益和可能的风险、其他可选的治疗方法 / 最新指南建议的治疗方法、信息保密和隐私保护措施、疾病进展或不良事件处理措施等。在传染病特殊隔离要求下，认可电子同意书（eConsent）及电子签名。

（5）知情同意过程及记录

在对方案中知情同意过程进行审查时应关注：是否描述了由谁、什么时候、在哪儿、怎样来进行知情告知，尤其是涉及无民事行为能力或限制民事行为能力患者时。研究开始前，均需获得受试者本人或其法定代理人 / 监护人书面签署的同意（纸质或电子知情同意书）。但在研究风险不大于最小风险时，允许采用以下知情同意方式[16]。

事后知情同意：仅适用于紧急情况下，受试者有直接受益前景的研究项目。研究开始时无法获得本人（如隔离病房中无自主意识的患者）或法定代理人/监护人（如无法联系到）知情同意，在方案中描述原因并获得伦理委员会批准，事后需要获得受试者本人或其法定代理人/监护人（受试者死亡或意识未能恢复时）书面签署；同时应规定事后数据的使用原则：当受试者或法定代理人 / 监护人同意时，可以继续收集和使用数据；否则停止干预措施和数据收集，已经获得的数据不允许被使用。

口头知情同意：仅适用于紧急情况下，受试者有直接受益前景的研究项目。研究开始时无法获得本人（如隔离病房中无自主意识的患者或情况紧急无法进行书面签署）或法定代理人/监护人（如传染病管控要求不能到场）知情同意，需要先跟受试者本人或其法定代理人/监护人告知并获得口头同意，尽量留取告知和同意过程证明（如通话录音、通话视频、告知过程录音录影等），在方案中描述原因并获得伦理委员会批准。

知情同意豁免：所有经泛知情同意留存的数据和组织样本，用于后续研究目的使用时，其研究方案必须经过伦理委员会的审查批准，才可以使用，同时可以申请豁免再次知情同意。

（6）风险评估与处理预案

研究应关注是否制定了适用的风险评估与处理预案。预案内容至少应包含与干预措施相关的不良反应事件、联合研究组之间的沟通交流机制、非预期不良事件的识别与处理、停药和退出的研究标准等。

研究应关注是否建立了数据安全监察计划，是否成立了数据安全监察委员会。

（7）项目的持续审查

除了关注阶段报告、严重不良事件、重大方案违背等事件，尤其应关注中期结果分析（如果适用），避免受试者置于无效治疗或由于分组带来的治疗机会不均等。

（8）利益冲突管理

利益冲突不一定是与经济直接相关，可能是突破性成果的所有权、基于紧密合作关系的支持等，影响了项目的承接与否以及开展的优先顺序，有违公正原则。行政管理部门和医疗卫生机构之间、医疗卫生机构与项目成果之间、主要研究者与项目发起单位之间、伦理委员与项目之间等，都可能存在潜在的利益冲突。审查时，应要求研究项目负责人提供医疗卫生机构负责人（法人）、项目负责人及研究团队主要人员、伦理委员会主任委员及其他委员等相关人员的无利益冲突声明；审查结果宜在医院官网上公示，接受社会监督。医疗卫生机构应开通沟通渠道，接受投诉、举报等。

3. 审查形式的选择和条件

（1）资料的递交

尽可能以电子版的形式递交资料，主要研究者签名、项目管理部门意见和负责人签名等必要程序，因疫情管控无法及时获得时，可以采用邮件、微信确认等替代办法，为研究项目尽快开展争取时间。但必要的审查文件不能减少，如包含版本信息的研究者手册、研究方案、知情同意书等。在后期有条件时，还应收集完备的纸质资料存档。

（2）会议审查

条件：干预性研究必须采用会议审查的形式，经过参会委员的充分讨论形成结论。参会委员在人数、专业背景以及隶属关系上，需满足规范要求。

方式：会议审查或紧急会议审查（受疫情压力需要快速开展时）。召开会议时，应满足传染病防控相关要求、做好个人防护工作。

远程会议模式：在委员聚集受限时，可以约定时间召开视频会议[17]等形式的远程会议。可保存会议视频或音频作为原始记录；或者视频会议期间做好相关会议记录，会后方便时请委员在会议记录、投票单等文件补签姓名和日期。补签的原因应有文件备忘说明，秘书/伦理办公室主任、主任委员/主委授权的会议主持人等相关责任人签字存档。

（3）快速审查/简易程序审查形式

条件：非干预临床研究（如利用已有临床数据的回顾性分析；利用已有样本进行分析，留样时已经获得受试者泛知情同意，或利用临床检测剩余样本且无法获得受试者知情同意、结果不用于商业目的）；接受组长单位/区域伦理委员会审查意见。

方式：至少由 2 名委员按照既定的快速审查程序审查，结果应及时通报其他委员。

4. 对不同研究伦理审查，需额外关注的重点

（1）预防类制剂（疫苗）临床研究

严格按照《中华人民共和国疫苗管理法》[18]《疫苗临床试验质量管理指导原则（试行）》[19]规定，依法依规开展疫苗临床试验。审查时关注：负责审查的伦理委员会组成应能满足疫苗临床试验的特殊性，如应包含传染病、预防医

学、流行病学、疫苗制剂等专业背景的委员等；开展试验机构资质，由三级医疗机构或者省级以上疾病预防控制机构实施或者组织实施，通常以后者为主；疫苗临床试验的负责机构是否建立了完善的疫苗临床试验组织管理体系和质量管理体系，具有防范和处理疫苗临床试验中突发事件的管理机制和措施，以及其他实施环节的制度和标准操作规程；是否制定了注射现场组织协调规范，有无具体责任人；有无弱势群体（疫苗试验对象多为未成年人）额外保护措施。

（2）治疗类制剂（新药 / 老药新用）临床研究

研究应坚持项目开展的合规性，注册试验开始前应获得 CDE 临床试验通知书或默示许可凭证。如果是新药开展临床试验，在开展 I 期临床试验之前，必须已经获得体外药效学（包括细胞水平和适应症动物模型水平）、动物实验安全数据、药代动力学及毒理学等数据，结果显示有一定成药可能性，并能指导临床用药剂量的选择。

在以研究者发起的临床研究形式开展药物临床研究的过程中，若所使用的药物大多为已上市且安全性已获验证的药物，那么当将这类药物应用于新发突发传染病的治疗以及临床观察性研究时，其应用条件如下：一方面，该药物至少需具备体外药效学数据作为支撑；另一方面，该药物应属于相同靶点药物。只有满足上述条件之一，此类药物方可被应用于相关研究。

干细胞临床研究项目如果按照新药开展注册试验，则与其他化学药物或生物制剂一样，必须先获得 CDE 的临床试验通知书批件或默示许可凭证，同时承接科室必须完成相应药物临床试验专业的备案；如果按照临床研究开展，则必须获得国家卫生健康委员会（卫健委）的备案批准，同时承接项目的医疗卫生机构必须获得国家卫生健康委员会批准的干细胞临床研究资质。

（3）诊断类制剂（体外诊断试剂）临床研究

体外诊断试剂重点考察在本机构实施的可行性，包括场地、人员、设施及样本来源和数量。承接单位必须具有相应临床试验资质，项目负责人必须要符合相应专业资质和培训要求，并在国家药品监督管理局备案系统备案。应关注方案中要求的样本种类和数量与临床资源的可及性和匹配性。关注因临床资源竞争可能带来的利益冲突问题；审查生物安全问题，关注试验条件、样本使用后销毁规定、原始资料的保存措施等与环境污染相关问题的应对措施。

（4）医疗器械临床研究

按照《医疗器械临床试验质量管理规范》[20]要求，在重大新发突发传染病临床研究的伦理审查中，应重点关注研究者的临床试验能力和伦理意识（根据既往研究的表现）；临床试验医疗器械的安全性，临床试验研究方法的合理性；试验过程中有无充分的安全监察体系，完善、有效的处理措施和应急预案等。

5. 拓展性同情使用临床试验药物

在有些情况下，公共卫生实践与公共卫生研究是结合在一起的[3]。临床试验具有严格的入选和排除标准，使突发传染病的重症患者难以入组。在病情严重危及生命、当时缺乏有效治疗的情况下，可以给予拓展性同情使用临床试验用药物。国家药品监督管理局办公厅 2017 年 12 月 15 日发布的《拓展性同情使用临床试验用药物管理办法（征求意见稿）》[21]规定："拓展性同情使用临床试验用药物是指在一些情况下，患者不能通过参加临床试验来获得临床试验用药物时，允许在开展临床试验的机构内使用尚未得到批准上市的药物。拓展性同情使用临床试验药物是临床试验的一种形式，也称拓展性临床试验。"

审查要点：审查要素、提交文件与临床试验相同。同时，更应关注风险预案可操作性；跟踪审查频率相较同品种的临床试验更高；要求提交阶段报告和总结报告进行审查，特别关注其中的安全事件、受试者脱落原因、方案偏离和违背事件等。应缩短跟踪审查频率，一旦出现突破性治疗进展应及时推广使用，反之则应及时终止，避免给患者带来的风险大于受益。

（王美霞，刘泽源）

【参考文献】

［1］世界卫生组织授权. 传染病暴发伦理问题管理指南［M］. 北京：中国中医药出版社，2021.

［2］国务院应对新型冠状病毒感染的肺炎疫情联防联控机制科研攻关组. 关于规范医疗机构开展新型冠状病毒肺炎药物疗临床研究的通知［EB/OL］.（2020−02−26）［2025−07−01］. https://www.gov.cn/xinwen/2020−02/26/content_5483429.htm.

［3］国务院令第 588 号 . 突发公共卫生事件应急条例（2011 修订）［EB/OL］.（2023-07-03）［2025-06-30］. https://www.gov.cn/gongbao/content/2011/content_1860801.htm.

［4］中华人民共和国主席令第十七号. 中华人民共和国传染病防治法（1989 年 2 月 21 日第七届全国人民代表大会常务委员会第六次会议通过 2004 年 8 月 28 日第十届全国人民代表大会常务委员会第十一次会议修订）［EB/OL］.（2004-08-28）［2025-07-01］. https://www.gov.cn/gongbao/content/2004/content_62975.htm.

［5］中华人民共和国主席令第 31 号. 中华人民共和国药品管理法［EB/OL］.（2019-08-26）［2025-06-30］. https://www.gov.cn/xinwen/2019-08/26/content_5424780.htm.

［6］国家食品药品监督管理局令第 21 号 . 国家食品药品监督管理局药品特别审批程序［EB/OL］.（2005-11-18）［2025-07-01］. https://www.samr.gov.cn/zw/zfxxgk/fdzdgknr/bgt/art/2023/art_4e72c349467b4ca188439b81cf12c555.html.

［7］国家市场监督管理总局令第 27 号 . 药品注册管理办法［EB/OL］.（2020-1-22）［2025-07-01］. https://www.samr.gov.cn/zw/zfxxgk/fdzdgknr/fgs/art/2023/art_3275cb2a929d4c34ac8c0421b2a9c257.html.

［8］国家卫生和计划生育委员会. 涉及人的生物医学研究伦理审查办法［EB/OL］.（2016-10-12）［2025-06-30］. https://www.gov.cn/gongbao/content/2017/content_5227817.htm.

［9］国家卫生健康委，国家中医药局，国家疾控局. 医疗卫生机构开展研究者发起的临床研究管理办法［EB/OL］.（2024-09-18）［2025-07-01］. https://www.nhc.gov.cn/qjjys/c100016/202409/3a3ad0a7b656420d9580b65f2321a623.shtml.

［10］世界医学会（WMA）. 赫尔辛基宣言［EB/OL］.［2025-06-30］. https://www.dmu-1.com/upload/ckfile/20240701/8f54fc34ffdda7c6b43e0920acd14d01.pdf.

［11］World Health Organization. Guidance for managing ethical issues in infectious disease outbreaks［EB/OL］.［2025-06-30］. https://iris.who.int/handle/10665/250580.

［12］Council for International Organizations of Medical Sciences（CIOMS）, World Health Organization (WHO). International Ethical Guidelines for Health-related

Research Involving Humans［M］. 4th ed. Geneva: Council for International Organizations of Medical Sciences, 2016.

［13］王春水. 流感大流行应对中公共卫生伦理学问题研究［J］. 中国医学伦理学，2009，22（3）：127-128.

［14］王春水，翟晓梅，邱仁宗. 试论公共卫生伦理学的基本原则［J］. 自然辩证法研究，2008，24（11）：74-79.

［15］Emanuel E J，Wendler D，Grady C. What makes clinical research ethical?［J］. Australasian Journal of Dermatology，2001，42（1）：2701-2711.

［16］国家卫生健康委医学伦理专家委员会办公室，中国医院协会. 涉及人的临床研究伦理审查委员会建设指南（2023版）［EB/OL］.（2023-06-28）［2025-07-01］. https://www.cha.org.cn/site/content/393b419e529469ef3f4c0ddaddb347ca.html.

［17］陈晓云，刘硕，马喜桃，等. 采用远程会议模式实施伦理审查的操作指引［J］. 中国医学伦理学，2020，33（4）：5.

［18］第十三届全国人民代表大会常务委员会. 中华人民共和国疫苗管理法［EB/OL］.（2019-06-30）［2025-07-01］. https://www.gov.cn/xinwen/2019-06/30/content_5404540.htm.

［19］国家食品药品监督管理总局. 疫苗临床试验质量管理指导原则（试行）［EB/OL］.（2013-10-31）［2025-07-01］. https://www.nmpa.gov.cn/xxgk/fgwj/gzwj/gzwjyp/20131031120001201.html.

［20］国家药品监督管理局，国家卫生健康委员会. 医疗器械临床试验质量管理规范［EB/OL］.（2022-03-21）［2025-07-01］. https://www.nmpa.gov.cn/xxgk/fgwj/xzhgfxwj/20220331144903101.html.

［21］国家食品药品监督管理总局. 拓展性同情使用临床试验用药物管理办法（征求意见稿）［EB/OL］.（2017-12-15）［2025-07-01］. https://www.nmpa.gov.cn/xxgk/zhqyj/zhqyjyp/20171220170101778.html.

（二）DMC 专家库建设

临床试验应保证受试者不会承担可以避免的安全性风险。另一方面，保证试验持续足够长的时间，不会因过早终止而不能回答预设的科学问题，也十分重要。特别是面对突发传染病等重大公共卫生事件，急需寻求安全、有效的临床诊疗技术与药物，而开展必要的临床试验时，患者的获益—风险评估相较于平常的临床试验更加突出。因此，特殊时期的临床试验往往需要成立 DMC，来承担这些任务。DMC 是一个独立的、具有相关专业知识和经验的专家组，负责审阅来自一项或多项正在开展的临床试验的累积数据，从而保护受试者的安全性、试验的可靠性以及试验结果的有效性，保障临床救治与临床试验能够相宜配合的正常进行。

在新突发传染病等重大公共卫生事件中，挽救生命、预防严重疾病的进展或降低严重不良健康后果是临床救治的首要任务，其间实施临床试验需面对很大的风险与挑战。本节重点阐述 DMC 的职责、任务和组成，旨在为特殊时期开展临床试验提供 DMC 建立与实施的指导性建议，以确保临床救治与临床试验能够规范运作和顺利实施。

1. DMC 的职责和任务

DMC 和申办者、研究者、监督临床试验其他方面的委员会等，均有相应的责任共同高质量地完成临床试验。DMC 和其他各相关方最主要的区别在于，为了保障临床试验受试者的利益并提高试验的完整性和可靠性，DMC 需要审阅临床试验过程中收集的有效和安全数据，执行周期性的或临时动议的风险—获益评估，为申办者、研究者及监管部门提供决策建议。

DMC 的职责包括安全性监察、有效性监察、试验操作质量监察和试验设计调整建议等，DMC 的主要作用是提供建议，而其建议是否被接受则由申办者决定。

所有的临床研究都需要有安全监察贯穿始终，但不是所有的研究都要求由一个 DMC 实施监察。下列类型的研究通常考虑设立 DMC。

①干预研究，其主要或次要终点是死亡和 / 或发生严重疾病。②随机对照的研究，其主要的研究目的是评价降低严重疾病的发病率或死亡率的一个新干预措施的有效性与安全性。③高风险干预措施的早期研究，无论是否随机，例如有不可预防的、潜在的致命并发症风险，或常见的、引起关注的、可预防的

不良事件（尤其是 A 类药物反应）。④在创新性干预措施研究的早期阶段，其临床安全性信息非常有限，或先前的资料提示有潜在的严重不良后果。⑤设计复杂的研究或预期累积的数据难以解释的研究，或累积的数据可能影响研究的设计和受试者安全性的研究，尤其是长期的研究。⑥研究中获得的数据证明应中止研究，如一干预措施的目的在于降低严重疾病的发病率或死亡率，而事实可能有不良反应或缺乏疗效，导致发病率或死亡率增加。⑦在紧急情况下实施的研究。⑧涉及弱势人群的研究。

当然，并不是上述类型的研究都要求有 DMC。相反，上述范围以外的某些研究，也可能具备建立 DMC 的其他合理理由。总之，申请者应在一项研究开始以前，就考虑是否有必要建立 DMC。对于特定的研究，伦理委员会也可以向申请者提出建立 DMC 的建议。

虽然 DMC 与伦理委员会没有直接的关系，但所有由伦理委员会批准的方案及修改都应提交给 DMC。针对机构各自特点的修改，可能需要特殊的处理。

（1）安全性监察

DMC 的首要任务是进行安全性监察以保护受试者的安全。若试验前有证据显示研究干预可能存在重大安全隐患，如严重不良反应、严重毒性、特殊安全性问题，或者针对的是危及生命的疾病，以及涉及临床试验的特殊患者群体（如未成年人、妊娠妇女、高龄或晚期疾病患者）等，尤其应考虑设立 DMC。

在试验开始前，申办者应与 DMC 成员充分讨论试验中可能观察到的、所有值得特别关注的潜在不良事件和不良反应。即便如此，在安全性监察时仍可能遇到一些事先未曾考虑到的情况，比如其他已完成或正在进行的相关临床试验发布的外部安全性信息。对此，DMC 需要了解更多的细节和额外信息，才能做出正确判断。

如果临床试验的安全性问题存在严重问题，DMC 可能会考虑向申办者提供终止临床试验、暂停试验，并进一步查明试验的安全性问题等建议。

涉及人类受试者的研究在伦理方面的一个基本原则是，如果研究的设计不再合理，研究就应该中止。如果有如下确凿证据，研究也应中止：研究已经完成主要目标，或者累积的证据表明主要目标很可能无法实现，或者受益和风险（伤害）比有负面趋势。对于有严重不良结果或终点的研究，如死亡、超高的发病率或不可逆的副作用，尤其需要考虑这些问题。

（2）有效性监察

DMC 的一个重要任务是通过审阅期中分析数据对有效性进行监察，并协助申办者做出是否提前终止试验的决策。通常情况下，DMC 根据研究方案事先确定的统计决策准则，通过对非盲数据进行期中分析，判断有效性结果是否满足提前终止临床试验的条件。提前终止试验的建议主要包括两种情况：①期中分析的结果显示，按原计划完成试验得到阳性结果的概率较小，继续试验意义不大，故而提前终止试验；②期中分析的结果显示，试验的有效性结果满足预设的统计决策准则，以阳性结果提前终止试验。

DMC 应慎重考虑以阳性结果提前终止的决策，除满足统计学要求外，还需综合考虑期中分析数据的可靠性和成熟度、安全性信息的充分性、结果的内部和外部的一致性以及监管部门对该类临床试验的相关要求。

对于多区域临床试验（multi-regional clinical trial，MRCT），若考虑因有效性成立而提前终止试验，DMC 需要关注区域疗效，特别需注意在仅收集了部分数据进行期中分析时，区域疗效很可能与整体疗效不一致。参加 MRCT 的 DMC 成员如果有区域代表性，可以更好地帮助监察整个试验以及各自区域试验的执行。

（3）试验操作质量监察

DMC 还可以通过审阅试验数据对试验操作质量进行监察，包括监察方案依从性、招募状态、受试者的脱落率和数据完整性等方面的信息。如果发现试验执行过程中出现严重质量问题，DMC 应建议申办者改善研究质量。例如，DMC 通过审阅所收集数据的分析结果，发现随机化错误、缺失数据比例太大或组间基线严重不均衡等问题，有必要及时建议申办者找出产生问题的原因并加以解决。

（4）试验设计调整建议

对于采用适应性设计等复杂设计类型的临床试验，常需要基于已收集的数据，对正在进行的试验要素进行调整和修改，如干预剂量、研究人群，或用于样本量估计的效应量及误差等。此时，作为独立第三方的 DMC 的参与是非常必要的。可以由 DMC 根据事先在研究方案及 DMC 章程中明确规定的规则，在保证试验完整性的前提下，对正在进行的试验设计提出调整建议。这将有助于提升试验的科学性，并降低试验失败的风险。

DMC 应执行研究方案中预设的计划，而不应直接参与研究方案的修订，特别是与有效性评价相关的方案修订。当涉及根据外部数据对试验设计调整时，也应由申办者，而不是 DMC，提出试验设计调整（如调整终点指标、改变或增加预设亚组等）。

为保证研究的完整性和/或保护受试者的权利与健康，可能需要 DMC 在某些时点提出修改研究的建议。这些建议通常与患者的安全性相关，包括关于剂量、疗程和/或合并治疗的建议。DMC 还可能对研究的纳入标准、样本大小和/或受试者招募速度，提出建议。在这些情况下，申办者与研究者需要独立的建议，以做出决策。为确保研究的科学性、保护人类受试者、保证数据的可靠性与避免利益冲突，独立的数据与安全监察委员会可能是必要的，尤其是对于复杂的或关键性的研究。现在已经认识到，为在研项目继续进行的合理性与安全性，提供独立的评价，DMC 往往是最合适的，这样可以最大限度地使研究遵循科学与伦理准则。

2. DMC 的建立

设立 DMC 的目的应在研究方案中明确阐述。建立 DMC 时，需重点考虑成员的代表性、独立性和公正性，应规避利益冲突。DMC 的建立包括成员的确定和章程的拟定，一般应在第一例受试者入组之前，由申办者完成。

（1）DMC 专家的组成

DMC 的工作涉及多学科领域，故 DMC 成员应是来自不同学科的专家。具体邀请哪些学科成员取决于试验中审阅数据的目的，以及研究的疾病领域和对试验用药相关知识的要求。通常，DMC 的成员主要来自具有相关疾病专业知识的资深临床专家（特别是传染病及重症专家）和统计学专家，但有时根据特殊需求，也会邀请其他学科的专家。例如，有些试验需要邀请毒理学、流行病学、药学或医学伦理学等方面的专家，来审阅研究中的试验数据。在大规模的 MRCT 中，需要特别考虑 DMC 成员构成对 MRCT 各参与国家和区域的代表性，例如从样本量贡献较大的国家或地区聘请 DMC 代表。

DMC 由主席和一般成员组成，DMC 主席通常由申办者推荐，全权负责 DMC 的运行。DMC 成员规模主要取决于工作范围和临床试验的复杂程度，应至少包含 3 名成员（含主席）。对于较为复杂的试验（如大型 MRCT 等），DMC 的规模可以更大一些。

DMC 成员不仅需要有研究项目相关领域的专业知识，而且还应具备丰富的临床试验经验。DMC 主席应该对所参与项目的研究目的和试验设计有深刻理解，熟悉临床试验的操作和 DMC 的运行，一般应有主持或参与 DMC 工作的经历。主席通常由临床试验经验丰富的临床医生或统计专家担任，具体取决于临床试验中设置 DMC 的主要目的。DMC 中所有成员均有相等的权利发表自己的看法，提出个人建议。DMC 设有投票机制，且相关的决策需要通过成员的投票而形成。然而，DMC 给出建议最好通过达成内部共识而非简单投票的方式。

由于 DMC 可能需要审阅非盲数据的分析结果，与 DMC 的设立并行，还需要设立一个独立统计团队，来支持 DMC 的工作。DMC 可能需要一名独立于研究相关方的行政助理人员，承担行政协调工作。独立统计团队和行政助理人员均不具有 DMC 决策的投票权。在特殊情况下，若 DMC 邀请外部相关领域专家提供咨询意见，需要考虑规避泄盲风险，且这些专家必须独立于进行中的临床试验且不参与投票。DMC 章程和会议记录中，应对此类活动有详细报告。

DMC 的工作涉及多学科领域，故 DMC 专家的组成应是多学科的，视情况应包括医学专家（特别是传染病、重症相关专业背景的临床医生）、临床药理学和 / 或毒理学专家、流行病学与统计学专家、临床试验管理与伦理学专家、国际合作性研究应有来自研究参与国的代表。如果研究在健康研究基础设施有限的地方进行，DMC 成员还应包括诸如人类学家或社区成员的专家代表，对文化差异可能给数据解释带来的影响做出有价值的评价。为此，大型国际多中心研究的 DMC 成员来自多个国家也是有益的。委员会成员应具备的资格，由所监察的研究性质所决定。有适当资格，能独立行使职责的成员，对 DMC 发挥作用，保证研究完整性与保护患者 / 受试者安全，是至关重要的。DMC 应具备完善的组织，在研究开始前，应开会审查 DMC 章程与研究方案。

（2）DMC 专家的独立性

DMC 的独立性至关重要。客观的审阅数据有助于保护研究的完整性，并减少研究结果的偏倚。作为 DMC 成员不得在项目研究团队中任职或担任顾问，并且应与申办者仅保持必要的联系。现实中，难以保证 DMC 完全独立于申办者，但是应尽量使不独立的因素对试验产生的影响降至最低。

（3）规避利益冲突

DMC 成员应尽可能地规避来自财务、学术以及其他方面的利益冲突。

财务利益冲突：一般而言，申办者或竞争对手的财务权益者，被视为存在潜在的财务利益冲突，不应参与 DMC 工作。此外，如果 DMC 成员从申办者处获得的服务报酬超出合理范围，也可能涉嫌利益冲突。

学术利益冲突：如果某些学者对研究项目具有预设观点，则可能无法对监查内容做出客观评估，因此不应参与 DMC 工作。如果 DMC 成员是或将是研究项目相关公开发表论文的主要作者，也有可能会影响到 DMC 的独立性。

其他利益冲突：当 DMC 成员是监管机构外聘的咨询专家时，若受邀审评的药品与本研究项目有直接关系，应该主动提出回避。所有候选 DMC 成员应在 DMC 设立之前，向申办者或申办者的委托方报告其有可能被视为利益冲突的各方面信息，以供申办者判断是否适合担任 DMC 成员角色。

DMC 成员在 DMC 正式运行后涉及的任何潜在利益冲突，均应立即向 DMC 和申办者公开，以便采取适当行动，包括 DMC 成员的退出、更换和增选等。

DMC 专家的成员不应隶属于申办者、研究者、伦理委员会、管理当局、试验机构或研究工作人员。任何组织及个人，不应影响 DMC 在研究过程中不受偏倚地审查与评估累积数据的能力与做决策的独立性。给予 DMC 成员的报酬和/或补偿金额应合理，不至于对其构成胁迫。

3. DMC 专家的遴选

（1）DMC 专家的学科覆盖

DMC 是一个独立的、多学科的小组，至少有 3 名成员组成，应有相关临床与统计学专家。某些研究可能需要另外的专业知识，如某个疾病领域或伦理学知识。DMC 的人数与所需的专业知识，应依据研究设计而定。成员不应隶属于申办者、研究者、伦理委员会、管理当局、试验机构或研究工作人员。成员还不应存在既得利益的冲突，例如与研究干预措施类似的产品存在财务的或其他的利益冲突。

（2）DMC 专家的能力要求

DMC 成员不仅需要有研究项目相关领域的专业知识，而且还应具备丰富的临床试验经验，具有客观评估患者获益—风险的能力。DMC 主席应该对所参与项目的研究目的和试验设计有深刻的理解，熟悉临床试验的操作和DMC的运行，一般应有主持或参与DMC工作的经历。

（3）DMC专家的执行考核

在发生突发传染病等重大公共卫生事件的特殊时期开展必要的临床试验时，DMC专家的专业性、社会责任与担当至关重要。他们必须充分熟悉临床试验方案，了解试验过程中的关键风险点及把控原则，熟知任务与分工，能够客观评估患者的获益—风险。专家组应接受社会及监管部门的监督，能够独立、公正地履行自己的职责。

（4）DMC专家的淘汰与增选

DMC专家可以基于特别任务的需要，进行淘汰与增选。不能胜任DMC工作、不具备相关能力要求或严重违背DMC章程的人员，应予以淘汰。同时，结合临床实践与专业性要求，可以按章程增选专家。突发传染病等重大公共卫生事件的临床试验，可以从国家层面遴选DMC专家，建立特殊时期的DMC专家库。

（尹平，刘泽源）

三、临床研究设计、研究资源分配、统筹与实施伦理审查的关注点

（一）新发突发传染病临床研究设计的伦理审查

根据国际和我国相关伦理准则[1, 2]，临床研究开展之前，必须经伦理委员会审查其科学性和伦理性，以保证研究设计为受试者提供最大限度的保护措施，尽可能保障临床研究的质量。

科学价值、临床价值和社会价值是开展临床研究的根本理由。在新发突发传染病疫情下，医学知识增长的重要性和患者的未来健康受益，也不能超越当前受试者的安全和健康福祉[3, 4]。应确保临床研究面向新发突发传染病患者的健康需求，始终以受试者为中心。临床研究设计的科学性是伦理审查的重要一面，科学性欠缺的研究设计也不符合伦理性的要求。研究设计在新发突发传染病的疫情下也必须是可行的，并确保研究的科学有效性是合理的。没有科学的有效性，研究也将缺乏社会价值。

1. 从研究产品角度，分析临床研究设计伦理审查的主要考量

（1）疫苗临床研究设计的伦理审查

针对新发突发传染病的疫苗，除借鉴既往相同技术路线 / 研发平台的其他疫苗研发和应用经验外，临床研究设计应充分利用拟研究疫苗的非临床研究结果。例如，动物免疫原性、攻毒保护性研究及安全性结果是早期临床试验阶段相应免疫剂量和程序探索的依据；临床方案的任何“加速”设计，均须得到临床前研究结果的支持；因研发周期限制留待临床阶段开展或完善的部分临床前研究，仍可能对临床研究进度造成影响[5]。

在进行疫苗临床研究设计的伦理审查时，尤其是获得紧急批准的疫苗，应关注临床前研究是否充分支持目前的剂量选择或接种方案，尤其是早期临床试验研究参与者的暴露数量是否合理；已完成的临床前研究结果中的安全性信号，是否在临床研究设计时进行了充分的考虑并制定了相应的预防控制措施或应急预案；对于创新型疫苗，应首先在成年人中获得初步安全性数据，在保持合理间隔后启动老年人临床试验；未成年人须基于成年人、老年人的安全有效性结果独立开展临床试验；6 岁以下婴幼儿应基于其他人群的研究结果综合考虑，以免弱势人群因为较早的暴露，出现严重的安全性风险。

伦理审查还需关注疫苗不同临床研究阶段对照组的选择，以及纳入对照组的数量是否合理。早期临床试验和探索性临床试验一般可采用安慰剂对照、阴性对照、佐剂 / 新辅料 / 载体系统对照，确证性临床试验阶段也可采用阳性对照（如有），或同时设立多个对照组[5]。

此外，国外有研究认为进行候选疫苗的对照人体挑战研究（Human Challenge Studies，HCS），可能加速有效疫苗的测试和潜在的推广[6]。HCS 是指让健康的研究参与者主动接触病原体，直接测试疫苗功效。这为疫苗的治疗以及在少数参与者（25~100 人）中研究宿主—病原体相互作用，提供了强有力的科学方法。通过提供宿主与病原体相互作用（如防护的相关性）和病原体传播方面的重要科学数据，并通过加速和改进疫苗的机制，HCS 可带来相当大的公共卫生利益[7]。但是，参与人群存在一定的安全性风险，这类加速设计的临床研究对于伦理审查也是非常大的挑战。目前，国内尚无候选疫苗进行 HCS 的情况报道。

（2）治疗性药物临床研究设计的伦理审查

治疗性药物临床研究的伦理审查须重点关注：采用的研究设计是否足以支持获得可靠的结论；在新发突发传染病的情况下，临床医患能否依从，试验程序能否实现；主次要研究终点的选择和目前对该疾病的临床认识是否基本一致且有充分的依据。

随机对照研究设计通常被认为是采集可靠数据的“金标准”。在无法获得阳性对照药物的情况下，可采用随机、双盲、安慰剂平行对照、以公认的背景治疗为基础的优效性比较加载设计[8]。若在疾病大流行期间，结合疫情实际情况，可以采用灵活的试验设计，例如剂量比较研究、主方案设计、适应性设计等，以提高研究效率并获得有前景的干预措施，同时保持科学的有效性。在使用这些设计之前，必须仔细评估替代研究设计的方法和伦理优点。例如，在传染病流行期间开展试验性治疗时，研究设计的合理性将取决于试验药物的前景，关键背景因素（如死亡率和感染率）的变化以及结果的测量等。伦理审查应重点评估不同设计的相对优点是否已进行了充分的比较，采用的研究设计是否最大限度地控制了研究参与者的风险。

由于探索性临床试验阶段的主要目的是初步收集新药有效性和安全性数据，为选择Ⅲ期临床试验的研究人群、给药方案（剂量和周期）以及确定终点指标提供支持；在尚不能明确新药目标人群、暴露参数或药效学应答参数的情况下，在将临床转归设计为主要终点的同时，应从多个维度设计多种药效学的次要终点，如影像学的变化、生物标志物的变化、部分临床症状的缓解。这些结果可为后续确证性试验给药方案的选择提供依据，同时在临床剂量—效应研究中，可以获得暴露—效应研究数据，为不同剂量、剂量方案或剂型的选择提供支持[8]。因此，探索性临床试验阶段是否设计了充分的多维度观察指标、确证性临床试验阶段主要和次要终点的选择是否有充分的前期研究基础，也是研究设计伦理审查的重要方面。

对疾病认识的加深、其他相关信息的出现（如标准治疗的改变）、病毒株不断变异，可能导致方案进行多次修订，研究应设立独立数据安全委员会或数据监察委员会（DMC），对定期安全性数据和关键疗效终点情况以及是否继续试验、修改方案或终止试验进行评估，以便对已纳入试验的研究参与者进行良好的后续处理、使潜在的研究参与者避免不恰当的暴露，伦理审查时对此也需要予以关注。

由于疫情流行的特点，一些新药采取境外临床试验或国际多中心临床试验的方式，开展确证性临床试验。伦理审查应关注不同国家和地区临床试验的差异，对试验设计的影响，例如研究参与者选择标准、背景治疗、有效性指标等，还应关注是否对种族差异进行了充分的分析[8]。

（3）体外诊断试剂临床研究设计的伦理审查

体外诊断试剂临床试验的开展也是建立在临床前研究的基础上，需要具有充分的科学依据和明确的试验目的。应根据产品预期用途、相关疾病的流行病学背景和统计学要求等，对临床试验进行科学的设计，同时最大限度地控制试验误差、提高试验质量，对试验结果进行科学合理的分析。在保证试验结果科学、准确、可信的同时，尽可能做到高效、快速、经济[9]。尽管对多数参与者而言，参加体外诊断试剂临床试验一般没有安全性风险，但如果试验设计存在缺陷，有可能导致试验失败，从而造成大量宝贵的患者样本浪费。因此，对体外诊断试剂临床试验设计的科学性审查，也是十分重要的。

体外诊断试剂临床试验设计与产品预期用途、适应证、适用人群（目标人群）、被测物特点、检测样本类型、产品使用方法（如使用者）和检测结果报告方式（如定性、定量）等直接相关。根据产品特点和产品性能评价的需求，体外诊断试剂临床试验可能包括不同的临床试验目的。因此，针对各个临床试验目的，分别进行科学的临床试验设计，包括选择适当的临床试验设计类型，确定适合的对比方法、研究参与者入组/排除标准和临床评价指标等，并进行科学的样本量估算，是非常有必要的。

适当的样本量是保证体外诊断试剂临床性能得到准确评价的必要条件。体外诊断试剂临床试验的样本量与多种因素相关，包括评价指标、检测的可重复性、干扰因素、亚组间的差异性以及被测物特点等。伦理委员会中的方法学专业委员有必要对样本量的估算给予特别审查，例如方案中对于临床试验需要的最低样本量的估算是否有确切的依据。

关于对照试剂的选择，一般应采用已上市且灵敏度较高的试剂进行对比试验，以及对产品临床性能进行评价。考虑到某些产品可能的适用人群和使用场景，例如新型冠状病毒抗原检测试剂盒，试验体外诊断试剂检测可由经专业培训的实验室人员操作，或者由非专业使用者进行检测[10]。如试验体外诊断试剂检测由非专业使用者进行检测，为了实现盲法操作，避免因研究参与者已经知晓自身的感染状态而引入偏倚，临床试验应按照方案要求顺序纳入具有相关症状的病例，不应纳入已知患病的研究参与者。这种试验方法主要适用于人群发病率较高的情形。

临床试验的入组人群，应来自产品的预期适用人群。例如，新型冠状病毒抗原检测试剂盒，根据前期研究数据，主要适用于早期感染患者，建议为出现症状后 7 天之内的患者。因此，入组研究参与者应能够代表产品适用人群的各种情形。例如，应包括不同年龄、性别研究参与者；阳性病例应包括不同病毒载量（根据同步核酸检测结果确定）的病例，以及出现症状不同时间（1~7 天）的病例；阴性病例应包括有相似症状的其他呼吸道病原体感染病例等[10]。因此，对于研究参与者入选排除标准合理性的审查，也是试验设计科学性审查的一个重要方面。

此外，伦理委员会需重点关注体外诊断试剂临床试验用样本，如血液、尿液、痰液、脑脊液、粪便、阴道分泌物、鼻咽拭子、组织切片、骨髓、羊水等的获得和试验结果，保证研究参与者的安全，确保临床试验不会将研究参与者置于不合理的风险之中。

2. 从拟纳入研究参与者疾病状态，分析临床研究设计伦理审查的主要考量

（1）纳入健康研究参与者临床研究设计的伦理审查关注点

首先，研究设计是否对已知的安全性信息进行了充分的考量。例如：①该类药物固有的已知风险；②任何持久的或不可逆的药理作用；③任何直接或潜在的长期毒性；④非临床安全性试验的相关性；⑤与其他治疗药物合用可能导致的不良反应和 / 或解释结果的困难程度；⑥关注早期临床试验安全信息及国外临床安全性信息，明确临床试验给药的剂量是否合理[11]。

其次，对于健康研究参与者的安全性评估和干预措施是否足够。除常规安全性监测指标（如生命体征、心电图、体格检查、实验室检查等）外，还应针对非临床及其同类药物研究中所识别的风险，制定合理的安全性监测和控制措施。所有安全性监测和控制措施的具体内容和时间安排，都应预先明确。若有相似分子

结构/靶点/作用机制的同类/类似药物，这些同类药物已知的非临床和临床安全性信息，对拟开发药物的风险识别和风险控制也有一定的参考价值。对这些药物非临床和临床相关性的分析，有助于更好地理解拟开发药物非临床试验价值的不确定性。临床试验研究设计应关注这些同类/类似药物已识别的风险（尤其是拟开发药物尚未暴露的风险），针对性地设计安全性监测指标和监测频率。

最后，起始剂量的估算是否有充分的依据：为保证研究参与者的安全，首次人体临床试验（First in Human，FIH）的起始剂量应当十分谨慎，以避免受试者出现严重不良反应。但是，起始剂量过低又容易导致不必要的剂量递增，使更多的健康研究参与者暴露在试验药物的未知风险中。因此，选择一个既能确保研究参与者安全，又能以合理的速度和梯度快速达到临床试验目标（通常为研究药物在人体中的耐受性和药动学特征）的起始剂量，对于药物的临床开发至关重要，是伦理审查的重点之一。

新发突发传染病疫情下，部分试验药物可能在没有完成比较充分的临床前研究的情况下，即被应急批准同时开展部分临床试验，对于这类临床试验更应予以全面审查。例如，对于尚未开展生殖毒性试验的药物，若入组有生育可能的女性研究参与者，在临床试验方案中需涵盖：①进行妊娠检测、采用高效避孕方法，并仅在确认月经期后进入试验；②进行研究参与者教育；③上述妊娠检测和研究参与者教育，应使研究参与者依从为避免怀孕而设计的措施，应涵盖整个药物暴露期间，并可能超过临床试验期间；④基于现有与生殖毒性相关的信息起草知情同意书，涵盖与结构和/或药理作用相关的药物生殖毒性信息等，说明未进行相关试验带来的风险；如无相关生殖毒性信息，应与研究参与者交流，告知其对胚胎或胎儿存在未知风险[12]。

（2）纳入轻中症患者临床研究设计的伦理审查关注点

纳入轻中症患者临床研究设计的伦理审查关注点：患者人群的一般状况和耐受程度是否和试验设计的预期相匹配。轻中症患者一般病情相对稳定可控，具有一定的耐受度，可采用随机、双盲、安慰剂平行对照的试验设计。若出现确证有效的药物上市，可作为标准治疗；若拟开发试验药物与标准治疗作用机制相似（如标准治疗与试验药物均为直接抗病毒药物），可以考虑阳性对照的优效或非劣效设计。在传染病流行期间开展试验性治疗时，根据药物开发前景、关键背景因素（疾病死亡率和感染率）及研究结果测量等情况，临床试验可采用适应性设计、阶梯设计等新的研究设计方法[13]。

伦理审查还需判断终点指标的选择是否合理，治疗周期能否达到疾病治疗的时间需求。例如，对于轻中症 COVID-19 患者，可采用治愈率或重症转化率、临床恢复时间、出院患者比例、病毒阴性率、病毒清除率为主要评价指标。在轻中症 COVID-19 治疗性药物临床研究中，首先推荐在适当时间点（如至少 28 天）发展为重型 / 危重型的发生率或全因死亡率作为主要疗效终点；但在重型 / 危重型转化率整体较低的情况下选择该主要终点，可能很难在临床试验中有足够的检验效能进行统计比较；故可在历史数据显示高转化率的地区或者存在疾病进展高危因素的特定人群中开展研究。对于预防性药物的研究，有效性指标为相对于未使用药物预防的参与人群，所减少疾病发病的程度，即发病率下降的百分率；同时，发病率下降的百分率应具有预防学意义。

（3）纳入重症或危重症患者临床研究设计的伦理审查关注点

不同疾病状态的人群对同一作用机制药物的治疗反应，可能会有所不同，存在一定的异质性。因而，在轻中症患者中获取的安全有效性结论，往往不能简单外推到重型及危重型患者中。对于发病时间较长或病情较危重的患者，研究者需慎重评估给药的时机及获益预期。重症患者人群入组时的患病时间和疾病严重程度方面如果存在异质性，则对试验结果影响较大、患者的安全性风险也较大，需要制定相应的应急预案。

在给药方案设计方面，重型和危重型病例的临床试验干预手段一般为基础治疗叠加试验药物干预。目前，临床上主要在一般对症支持治疗或标准治疗的基础上，给予试验药物或安慰剂。

在合理终点指标的选择方面，对于重症或危重症患者，常规以病死率、临床改善 / 恢复时间、在预先指定时间点临床改善 / 恢复情况的患者比例，为主要评价指标。其中，临床改善 / 恢复需在方案中事先定义，且改善程度应有明确临床意义。其评估工具应经过验证，推荐使用临床状态顺序等级量表。例如，对于纳入重型和/或危重型COVID-19的临床研究，主要终点首选适当时间点（如4~8周）的全因死亡率。文献显示，重型及危重型 COVID-19 的病死率相对较高，特别是疫情流行地区的患者，临床实践中临床医师尤为关注该部分患者最终临床结局。

但全因死亡率在实际操作层面存在一定困难，往往只能在危重人群中使用。即使不选择死亡率作为主要疗效终点，也应将其列为关键的次要疗效终点[14]。

（胡朝英）

【参考文献】

［1］国际医学科学组织委员会和世界卫生组织. 涉及人的健康相关研究国际伦理准则［J］. 医学与哲学，2019，40（18）：75−81.

［2］国家卫生健康委员会，教育部，科技部，等. 关于印发涉及人的生命科学和医学研究伦理审查办法的通知［EB/OL］.（2013−02−18）［2025−06−30］. https://www.gov.cn/zhengce/zhengceku/2023−02/28/content_5743658.htm.

［3］吴琼，董平平，徐晓莉，等. 伦理审查在新型冠状病毒疫苗及新药研发中面临的挑战［J］. 药物生物技术，2021，28（4）：400−404.

［4］张海洪. 突发公共卫生事件相关研究的伦理思考［J］. 国医学伦理学，2020，22（4）：415−418.

［5］国家药品监督管理局药品审评中心. 新型冠状病毒预防用疫苗临床研究技术指导原则（试行）［EB/OL］.（2020−08−14）［2023−10−22］. https://www.cde.org.cn/zdyz/domesticinfopage?zdyzIdCODE=efd291f8bf3547089b4f892456a6324f.

［6］Eyal N，Lipsitch M，Smith P G. Human challenge studies to accelerate coronavirus vaccine licensure［J］. Infect Disease，2020，221（11）：1752−1756.

［7］Jamrozik E，Selgelid M J. COVID-19 human challenge studies：ethical issues［J］. Lancet Infect Disease，2020，20（8）：30438−30432.

［8］国家药品监督管理局药品审评中心. 新型冠状病毒肺炎抗病毒新药临床试验技术指导原则（试行）［EB/OL］.（2022−02−08）［2025−07−16］. https://www.cde.org.cn/main/newsviewInfoCommon/2145939b5256cc7a210c2c7830598da2.

［9］国家药品监督管理局医疗器械技术审评中心. 体外诊断试剂临床试验技术指导原则（2021 年第 72 号）［EB/OL］.（2021−09−27）［2023−10−22］. https://www.cmde.org.cn//flfg/zdyz/zdyzwbk/20210929091646387.html.

[10] 国家药品监督管理局医疗器械技术审评中心. 新型冠状病毒（2019-nCoV）抗原检测试剂注册审查指导原则（2023年第2号）[EB/OL].（2023-03-02）[2023-10-22]. https://www.cmde.org.cn//flfg/zdyz/zdyzwbk/20230309105942100.html.

[11] 戴学栋，王庆利，孙涛. 新药人体早期临床试验风险识别和风险控制策略的一般考虑[J]. 中国新药，2020，9（18）：2060-2065.

[12] 王美霞，李义庭. 北京地区医疗卫生机构重大突发传染病临床研究伦理查共识[J]. 中国医学伦理学，2021，34（1）：68-74.

[13] 朱伟. 传染病大暴发期间的临床研究：理论合理性和实践可行性[J]. 医学与哲学，2020，41（21）：35-39.

[14] 周吉银，曹欢欢，尹梅，等. 突发传染病临床研究伦理审查专家共识[J]. 中国医学伦理学，2020，33（4）：501-506.

（二）统计设计和分析方法

1. 新突发传染病事件中，临床研究方法学面临的问题和挑战

自 COVID-19 疫情于 2020 年 1 月 30 日被 WHO 定义为“国际关注的重大公共卫生事件”以来，在控制疫情蔓延的同时，及早找到安全有效治疗措施，降低患者病死率，是开展必要临床研究的当务之急。然而，大量的临床试验设计采用传统的随机对照方法，导致资源分散，且未能迅速确认真正安全有效的治疗手段。根据相关文献[1]，截至 2020 年 3 月 5 日，在中国临床试验注册中心和美国临床试验和注册网站两平台登记的干预性临床试验项目高达 249 个。各种疗法以不同证据等级的形式被设计为各类临床试验，所有试验设计类型仍然均采用传统试验设计理念。77% 为常规随机对照临床试验（192/249），其余为对照无随机、单臂无对照和未说明设计类型。由于疫情阶段的特殊性，造成受试者和其他资源被过度利用或滥用，从而可能会导致“真正安全、有效”的药物或治疗方案不能被及时确证。

由于新型突发重大传染病疫情流行阶段，通常缺乏明确有效的治疗手段，因此通过临床试验探索和验证有效的治疗手段，对减少感染者、控制传染病流行和稳定民众情绪，有重要的意义。而对于突发重大传染病来说，和普通药物临床试验不同，治疗手段越早被验证有效，社会价值则越大。但是，常规的随

机对照试验通常因面临各种挑战而难以进行：①疫情暴发期间医疗资源紧缺，常规随机对照试验所需样本量较大且耗时较长，过多临床试验会瓜分有限的受试者和其他医疗科研资源；②在缺乏明确有效的治疗方案的情况下，治疗方案可能在短期内发生变化，常规随机对照试验的灵活性欠佳；③传染病暴发期间，疫情进展迅速，需要寻求更为灵活的试验设计方法，从而实现疗效的动态监测，尽早发现有效的临床治疗手段。2014 年西非埃博拉病毒疫情暴发时的一些传统随机对照研究，被很多研究者认为不符合伦理[2-4]，很多医生认为需要给患者“试验性治疗”；同样，在本次新型冠状病毒引发的疫情中，瑞德西韦之类被认为最有希望的疗法，也被一些临床医生呼吁“同情给药”，即希望在尚未被确证性试验验证其有效性的情况下，给患者使用。因此，平衡好应急状态下伦理要求和高证据等级的科学需求，应用新颖的临床试验设计方法及实时监测手段，具有非常重大的意义。

2. 新突发传染病应急状态下的研究设计方法及实践

面对新型突发重大传染病疫情，可以考虑如下的临床试验设计（包括但不限于）。

（1）平台设计

2020 年 4 月 17 日，美国国立卫生研究院（National Institutes of Health，NIH）宣布加快 COVID-19 治疗干预和疫苗（Accelerating COVID-19 Therapeutic Interventions and Vaccines，ACTIV）公私合作，以制定协调的研究战略，优先考虑并加快最有前景的治疗和疫苗的开发，因此成立了 ACTIV 平台。该平台由 NIH 基金会协调，将 NIH 及其在卫生与公众服务部的兄弟机构聚集在一起，包括生物医学高级研究与发展局、疾病控制与预防中心和 FDA；其他政府机构，包括国防部和退伍军人事务部、反制加速小组（前身为曲速行动）、欧洲药品管理局以及来自学术界、慈善组织和众多生物制药公司的代表。

在治疗药物研发层面，该平台下主方案允许在同一临床试验架构内和多个研究地点，对多种研究药物进行协调有效的评估。适应性主协议减少了管理负担和成本，提供了一个灵活的框架来快速识别有效的药物，并迅速将其他有潜力的药物研发转移到试验中。在严格评估了 800 多种候选治疗药物的数据后，ACTIV 合作伙伴将最有前景的药物纳入 ACTIV 主协议。ACTIV 平台迅速在美国和国际上部署了由 620 多个试验点组成的现有 NIH 网络，在随机、安慰剂对照的临床试验中测试这些候选疗法。同时，效果不佳的候选药物也可以及时被叫停，如“LY-CoV555”和“SNG001”研究。通过独立数据，安全监察委员会认为，LY-CoV555 抗体不太可能帮助住院的 COVID-19 患者从疾病的晚期恢复，试验组和对照组之间差异不明显。因此，该临床试验不再招募志愿者，不再有其他住院 COVID-19 患者接受 LY-COV555 抗体治疗。

考虑到大流行状态，这种设计允许快速确定哪些治疗将被推进到一个完整的评估，不仅可以降低受试者的无效暴露风险，也可以节约时间成本，研究效率高。

（2）贝叶斯适应性设计

贝叶斯适应性设计为急性传染病研究，提供了动态比较治疗方案的高效方法。通过动态监测和期中分析，可以快速发现治疗方案的有效性，同时灵活应对研究条件的变化。建立适用于急性传染病临床研究的贝叶斯适应性设计方案，可以实现多种临床治疗方法的动态比较，在没有标准治疗方法的情况下，更高效地寻求当前最优的治疗方案。

借鉴多德（Dodd）等[5]和普里西安（Proschan）等[6]在埃博拉病毒临床试验中采用的“贝叶斯（Barely Bayesian）”试验设计思路，将试验分为动态监测阶段和期中分析阶段，在研究早期对研究药物的有效性进行密集的动态监测，通过建立基于贝叶斯适应性设计的试验设计和分析框架，实现对有效性的动态监测，尽可能早地获得有效 / 无效停止的信号。同时，贝叶斯适应性设计还将解决新型传染病流行的背景下，研究资源受限（患者分配到多个临床试验）以及对试验设计灵活性要求高等因素造成的试验可行性较低的问题。针对疫情期间治疗方案变化所带来的研究干预变动的问题，可通过贝叶斯多水平模型对多种方案进行分析，最大限度地保证试验的灵活性。同时，该设计还允许对试验设计进行适应性调整，将新的可能有效的药物纳入正在进行的研究干预（平台设计），对多种潜在的治疗方案进行比较，以解决传染病突发期多个研究项目争夺受试者的问题。

（3）适应性随机化

建立适用于急性传染病临床研究的适应性随机化方法，最大限度地保障受试者接受更为有效的治疗方案，尤为重要。在重大公共卫生事件时，为了验证某种疗效确实有效，需进行随机对照临床试验，但随机方法目前仍然以传统的概率论下简单随机、区组随机或最小化法的动态随机为主。

目前停留在理论研究层面上的、基于疗效的适应性随机化方法，可考虑应用于新型传染病临床研究的统计学性能分析，从而实现试验分组的比例能够根据已经积累的临床数据动态进行调整；在加快试验效率的前提下，使更多的受试者能够获得有效的临床干预，以实现统计学效能的提高和更多受试者获益的伦理学优势。但是，由于目前这类算法尚无可依托的网络随机平台可以应用实施，执行层面可考虑利用计算机电信集成技术，将计算机、网络和电信技术集成，形成以网络、电话、手机 App、微信公众号等多种方式为临床研究，进行多中心临床试验受试者随机分配和入组，同时注意概率的调整算法需完全嵌套在系统中，做到盲态的、无偏倚的概率调整。

（4）数据安全动态监测

考虑在突发传染病等重大公共卫生事件中，为保证受试者权益和药物评价的公正性，根据监管部门的相关指导原则及国际标准，建议配置独立的 DMC。然而，DMC 的工作流程及实施中存在许多问题，反应在合规性、完整性、独立性和效率性。这些问题在突发重大传染病疫情下是较难解决的。比如，当前 COVID-19 疫情的临床试验要求 DMC 对临床试验过程中不断积累的疗效和药物安全信息做出及时的判断，并及时地给出指导性意见。DMC 至少需每周召开监测会议，特别是随着疫情的扩散，DMC 可能会包括跨国成员，对 DMC 的管理、操作、协调都产生了极大的挑战。“数据安全动态监测”平台与体系将对当前正在进行的研究及将来的临床试验，具有重要意义。

该平台可解决有效性及安全性数据自动监测及时预警问题，可实现 DMC 对重要疗效数据和安全性数据的实时监测，在出现临界结果时接收预警，从而及时关注并做出专业判断；从传统的线下监测模式转变为远程在线服务模式，从而提高数据监查效率和 DMC 工作效率，更全面及时地保证受试者安全，平台中嵌入上述贝叶斯适应性设计方法研究，将考虑 α 消耗的“试验终止”阈值设定在系统内，可以由系统第一时间发现有效性达标 / 不达标或存在安全性事件等需要预警问题，再由 DMC 专家判断以进行下一步决策。

总之，在新型突发重大传染病疫情下开展相关的临床研究，需要考虑特殊医疗环境带来的方方面面问题，科学、合理使用新颖的设计方法，充分利用有限的临床资源，提高研究效率至关重要。

（阎小妍）

【参考文献】

[1] 姚晨，赵文乐．新型冠状病毒肺炎（COVID-19）临床研究的启示与国家临床试验网络构想［J］．中国循证医学杂志，2020，20（5）：497−503.

[2] Cohen J. Ebola vaccine：Little and late［J］．Science，2014，345（6203）：1441−1442.

[3] Bellan S E，Pulliam J R C，Dushoff J，et al. Ebola control：effect of asymptomatic infection and acquired immunity［J］．The Lancet，2014，384（9953）：1499−1500.

[4] Cooper B S，Pitman R J，Edmunds W J，et al. Delaying the international spread of pandemic influenza［J］．PLoS Medicine，2006，3（6）：e212.

[5] Dodd L E，Follmann D，Wang J，et al. Endpoints for randomized controlled clinical trials for COVID-19 treatments［J］．Clinical Trials，2020，13（5）：529−541.

[6] Proschan M A，Dodd L E，Price D. Statistical considerations for clinical trials conducted during the Ebola virus disease epidemic［J］．Clinical Trials，2016，13（1）：53−60.

（三）研究资源分配、统筹实施伦理审查的关注点

突发传染病时，有限的医疗资源及研究资源被有效利用具有重要意义。面对突发传染病，临床研究有效治疗方案和疫苗是紧迫需要的，确保研究的开展不会导致患者救治的重要资源挤兑，不会严重影响相关诊疗开展，便是需要考虑的重点。传染病暴发的情况下，医疗卫生资源可能在短期内迅速被消耗完，医务人员需要全力以赴投入疫情防控，同时开展临床研究的压力会相当大。医疗资源的相对不足，研究人员也可能缺少时间以及精力保障受试者的安全。此时，在防止影响患者治疗的同时，有序开展临床研究显得尤为重要。另外，疾病传播可能通过国家公共卫生体系采取有效措施而得到快速控制，此时患者人

数会快速下降，客观上会导致临床研究中受试者数量不足。因此，当重大突发传染病事件发生时，可以通过建立突发传染病临床研究数据共享平台，高效、合规地共享临床研究信息资源，确保资源的有效利用和合理配置。传染病暴发期间可以设立国家或省市级相关临床研究项目申报审查统筹机制，便于控制同一类临床研究的重复开展率，避免研究资源的浪费[1]。

在突发传染病流行的情况下，即使开展相关临床研究是当务之需，在临床研究开始前也必须通过伦理委员会审查其科学有效性及伦理合理性，保证将受试者面临的风险降至最低，保障受试者的安全和权益，确保临床研究的质量。在遵循国内的相关法规以及国内外伦理准则中所要求的审查要素前提下，结合突发传染病临床研究的特点，还需特别注意以下实施伦理审查的关注点[2]。

1. 研究中心、研究者资质、研究团队组成及分工

在突发传染病疫情中，全国各地往往会出现感染率不同的情况。疫情比较严重的地区，国家会集中医疗资源救治。相关临床研究项目的负责人及团队可能需要与疫情严重地区或其他医疗机构的医务人员共同合作组成“联合研究组”，来开展研究。如果项目研究人员在其原单位具有 GCP 人员资质，那么可视为具有在定点医疗机构开展传染病相关药物临床试验的资格[3]。在进行项目审查时，应关注研究中心和研究人员资质及承担该项医学研究的能力。对于紧急、具有高风险的临床研究项目，应当确保其开展的机构能够坚持科学标准、临床实践标准及伦理标准。突发传染病有关的临床研究原则上，应该在县级以上被地方卫生行政部门认定的传染病救治医疗机构中进行。具有相应专业临床试验资格的医疗卫生机构，才可以开展以注册为目的的新药临床试验。伦理审查应关注开展研究的机构和研究人员，是否具有开展类似研究的经验，并有齐全的设施设备，确保受试者得到高质量、安全的诊疗与护理，并在必要时可以提供重症监护照护；同时，也要审查所有研究人员是否具有临床研究经验、相应执业资质及 GCP 培训经历[4]。

2. 研究方案的设计与实施

在突发重大传染病时，因缺乏对病因、诊疗方法的认识和经验，开展相关临床研究项目极具紧迫性及挑战性。即使如此，相关临床研究也必须满足研究的科学性及合规性。首先应关注前期研究基础是否可靠充分，是否有既往临床诊

疗的经验及支持其有效性的文献资料；研究方案的理论依据是否充分；方案设计是否遵循科学标准，符合安全性、有效性及合理性并具有现实可行性[5]；同时还要考虑研究与突发传染病风险应对与防控以及医疗救治的相关性，开展临床研究是否会干扰疾病的风险防控及救治。患病人数往往会随着国家实施强有力的防控措施而急剧下降，就会导致研究参与者样本量不足，研究方案设计的样本量估算就显得尤为重要。样本量的估算不仅会直接影响到研究结论的可靠性，还会关系到研究效率。根据疾病传播发展趋势，较准确的估算样本量，有利于评估研究样本是否足以验证研究目的，同时也可以减少暴露于研究风险的受试者数量。研究设计要预判因实施公共卫生干预管理措施等因素可能出现病情变化和研究中断的情况。样本量估算除了要满足统计学要求，还要确保有足够受试者被招募。研究的主要评价指标应根据疾病特点及实际情况确定，并确保疗效指标的评价标准可以被准确描述。例如，当研究以轻型或者普通型患者作为受试者时，主要评价指标可选用治愈率或重型转化率；当以重型或危重型患者作为受试者时，主要评价指标可选用病死率；在疫情发展迅速紧急状况下，为加快临床研究速度，可选择采用临床恢复时间作为替代终点[6]。因此，伦理审查需要进一步完善和提高对突发传染病相关临床研究合理合规性的审查力度，提高对临床研究方案设计合理合规性的评估比重[7]。

3. 知情同意

开展研究需要特别注意知情同意要求以及知情同意获取过程。突发传染病情况下，无特效药物和救治方法的危急处境会导致受试者脆弱恐慌，进而过于期待试验药物的疗效并对研究人员产生依赖，易因为忽视临床研究的风险而遭受不当利用。此时，为保障受试者权益，临床研究更应确保受试者在充分知情、完全理解参与研究可能带来的风险的前提下，自愿地选择是否参加研究[8]；并告知受试者拥有在任何阶段都可以无条件退出研究的权利。研究者应向受试者解释并强调清楚临床研究与临床诊疗之间的差别，尤其是当临床研究的干预措施处于研发的早期阶段。伦理审查还须关注知情同意的过程是否详细描述，由谁、在何时、在何地、以何种方式知情告知；同时，保证受试者在签署知情同意书之前，有充足的时间和机会考虑是否参与研究；并确保受试者在此过程中，不受针对相关信息的欺骗和隐瞒、不当的影响或胁迫。临床研究开展之前，均需取得受试者本人或其监护人签署的书面同意。任何以研究资源和人员紧缺、操作不便、增加传染风险等原因申请免除知情同意的情形，均不符合伦理要求。在疫情需特殊隔离要求的情形下，建议可以使用经过系统安全验证的电子知情同意书和电子签名。当拟开展研究的风险不大于最小风险，研究方案中描述了原因并获得伦理委员会批准时，可以采用其他知情同意方式：如事后知情同意、口头知情同意或知情同意豁免。

4. 受试者选择的公平性

研究开展的过程要确保受试者招募的公平性。在发生重大突发传染病时，具有潜力性干预性措施的临床研究资源可能是有限的，因此对于招募受试者，纳入 / 排除受试者的理由必须是充分、合理的。在审查时，应特别关注拟开展研究的研究方案、知情同意书和招募广告等材料；研究参与者选择标准的合理性，是否可以保证公平分配临床研究的受益和风险，目标疾病人群的划定是否具有代表性；除非有合理的伦理或科学作为依据，否则纳入及排除的标准不可基于潜在歧视性考量，包括种族、性别、年龄以及社会经济地位等；确保受试者可能遭受的潜在风险被控制到最低，包括避免不合理地筛选纳入弱势人群，包括（但不限于）社会、经济地位处于弱势易受到胁迫的感染高风险人群；在研究过程中，某些情况下是允许优先考虑招募某些特定人群的。例如，一线医务工作者在传染病疫情暴发时往往处于危险之中，如果研究实施的干预措施及程序有效，这些医务人员将能够在疫情流行过程，帮助救治更多的患者。因此，根据互惠原则和受益人群数量，可以证明此类特定人群的优先次序为正当的[9]。研究过程中，受试者的筛选标准也应随着最新的研究结果及证据即时更新。

5. 跟踪审查

伦理委员会应对所有批准的临床试验进行跟踪审查，直至试验结束。在初始审查时，应根据该试验的风险程度，决定年度 / 定期跟踪审查的频率，应至少每年一次[10]。伦理审查过程需要关注阶段报告、严重不良事件、可疑且非预期严重不良反应、不依从 / 违背方案等事件，还需要关注修正案、中期结果分析（若适用）以及研发期间安全性更新报告。根据中期的数据分析结果，若提示治疗无效或安全性有显著差异，显示受试者安全和权益得不到保证时，可以提前终止研究。在研究过程中，若试验研究方案有调整，需伦理委员会进行修正案审查。如情况紧急，需要对受试者进行保护而调整方案的，可先行调整，后及时报伦理委员会审查。对于已被批准的突发传染病相关临床研究项目，伦理委员会应该加强跟踪审查，需要对取得的重大研究进展和 / 或可能涉及重大风险的研究项目以及相关传染病感染情况等进行跟踪。对突发传染病相关临床研究加强现场访视，也是很重要的。在进行风险评估后，确定是否有可以实施替代性安全访视的方法，并加大访视的力度。对于因相关传染病传播得到控制而无法招募足够数量受试者及干预措施实施风险较大的临床研究项目，应及时终止，保证受试者得到适宜的后续医疗和必要的随访。对于发生群体性的非预期不良反应事件以及严重违背伦理原则而危害受试者的临床研究，伦理委员会有权终止。

6. 数据共享

负责任地共享临床研究数据既符合公共利益，又可以使临床医疗和公共卫生服务更加安全有效。在共享数据时，研究者必须尊重受试者的隐私和同意。为了降低数据共享的风险，各地的监管机构需协调及统一数据共享的具体要求和方法。共享数据的相关组织也应采取保障措施，如采用数据使用协议，在适当时遵守补充的隐私保护原则等。在突发传染病疫情期间，由于疫情信息存在不确定性，不同地区的医疗卫生机构应对能力差别较大，所以针对疫情相关的研究数据共享便十分重要。建立临床研究成果的快速共享机制，尤其是涉及传染病相关的研究结果、干预措施及程序的安全性和有效性，以及对受试者可能面临的风险等相关信息，可以使突发传染病相关研究产生的准确数据和结果得到及时共享和有效传播。这样有利于识别致病原因、预测疾病传播方式、评价干预措施及治疗方法，提高疾病新的诊疗方法的研究效率，促进跨地区合作，有效合理地利用有限的公共卫生资源，从而显著提高突发传染病的应对效率和能力[11, 12]。为了使数据得到更好的共享和分析，需预先在知情同意中加以明确，并需要为共享数据制定适宜的伦理监管措施。可以通过组建数据与安全监察委员会，来对临床研究的进展、安全性数据及重要的有效性指标进行评估；及时公开发布或发表相关临床研究结果，并保证评估的客观全面。如能简化目前的信息共享机制，形成信息共享全球规范，将会有力促进开放协作，在传染病突发事件中挽救更多的生命[13]。

（段惠娟，张婷婷）

【参考文献】

［1］陈海萍，祖恩晴，唐燕，等．突发传染病相关临床研究伦理审查突出问题的总结与反思——基于文献综述的分析［J］．中国医学伦理学，2021，34（10）：1291–1295.

［2］周吉银，曹欢欢，尹梅，等．突发传染病临床研究伦理审查专家共识［J］．中国医学伦理学，2020，33（4）：501–504.

［3］李义庭，王美霞，白桦，等．北京地区医疗卫生机构重大突发传染病临床研究伦理审查共识［J］．中国医学伦理学，2021，34（1）：68–71.

［4］国家卫生健康委医学伦理专家委员会办公室，中国医院协会．涉及人的临床研究伦理审查委员会建设指南［Z］．2023.

［5］王国豫，王晓敏，毛新志，等．突发公共卫生事件临床研究伦理指南［J］．中南大学学报（医学版），2020，45（8）：881–884.

［6］周萍，李欣，杜严勇，等．基于德尔菲法的《突发传染病相关临床研究伦理审查及管理的特殊规范要求》研究［J］．中国医学伦理学，2021，34（9）：1172–1177.

［7］WHO. WHO characterizes COVID-19 as a pandemic［Z］．2020.

［8］国家药品监督管理局，国家卫生健康委．药物临床试验质量管理规范［Z］．2020.

［9］CIOMS. International ethical guidelines for health-related research involving humans［Z］．2016.

［10］国家卫生健康委，教育部，等．涉及人的生命科学和医学研究伦理审查办法［Z］．2023.

［11］刘瑞爽，冯瑶，李晓洁，等．关于健康医疗大数据优良实践的伦理共识（第一版）［J］．中国医学伦理学，2020，33（1）：8–11.

［12］中华人民共和国国务院．中华人民共和国人类遗传资源管理条例［Z］．2019.

［13］Modjarrad K，Moorthy V S，Millett P，et al. Developing global norms for sharing data and results during public health emergencies［J］．PLoS Medicine，2016，13（1）：e1001935.

四、利益冲突及使命冲突问题

在临床试验中，利益冲突是指个人或机构在履职过程中，存在或可能存在某种利益，影响其履职的公正性。即使该利益不一定影响其履职的个人判断，但仍可能导致个人的客观性受到他人质疑，从而使该利益与履行个人职责或机构职能之间产生冲突[1]。

按照不同的分类标准，利益冲突可分为不同的情形：根据利益冲突的性质，可分为经济利益冲突与非经济利益冲突；根据利益冲突的主体，可分为研究者的利益冲突、伦理委员会的利益冲突、临床试验机构的利益冲突等[2]。

利益冲突可能会影响临床试验结果的真实性、公正性与客观性，甚至可能危及研究参与者的安全、健康和合法权益。因此，临床试验研究应当对利益冲突高度重视，并做好相应的防范及应对措施。

（一）新突发传染病临床研究中常见的利益冲突

1. 经济利益冲突

研究的客观性是科学研究的本质和公众信任的基石。影响研究客观性的任何数量的经济利益，都可能构成与伦理相关的利益冲突。此类经济利益包含：拥有申办者公司或其产品竞争公司资产所有权 / 股份、研究基金、赠予礼品、仪器设备、顾问费或专家咨询费等情形。

在重大新突发传染病暴发之际，通常面临的问题是临床一线缺乏有效安全的防治用药和检测手段，迫切需要开展临床研究，寻找有效的治疗与检测办法。因此，很多生物医学研究受到商业公司的资金支持，申办方有充分的理由资助合乎伦理学要求又具有科学性的研究。为了加快临床研究的进程，缩短国家药品监督管理局审批时间，很多研究者发起的研究得到了申办方的赞助。研究者或临床试验机构可能会与医药企业或生物技术企业合作进行药物或疫苗的研发，这可能会带来个人或机构的经济利益。这意味着在该机构内开展临床研究可能会有“药品 / 器械倾销”的风险，研究者也可能为了经济利益，做出影响客观开展临床研究的行为[3]。“COVID-19”疫情暴发后，截至 2020 年 5 月 20 日，我国在“中国临床试验注册中心”登记注册的临床试验达589个，但其中有效的Ⅱ期和Ⅲ期干预性临床试验只有8个。除了疫苗，证明药物疗效的临床试验近乎全部“翻车”[4]。

此外，伦理委员会成员和其聘请的独立顾问，也可能由于他们与申办方之间存在经济联系，导致个人利益与履行独立伦理审查职责之间的冲突。如果伦理审查委员与某一公司或组织有某种联系，可能使其从审查结果中获得经济或商业利益，从而无法对一项研究做出正确的价值判断。

2. 研究者和诊疗者双重角色的冲突

医生同时承担研究者和诊疗者的双重角色，开展医学诊疗工作和临床研究工作。如果医生承担繁重的诊疗工作或同时期开展多项临床研究，可能会导致其分身乏术，没有充分的时间和精力确保其临床试验的开展，难以充分履行关心研究参与者的义务。如果医生因过度重视临床研究的开展，而忽略治病救人的首要职责，可能会损害患者的知情同意权和生命健康权[5]。

面对重大新突发传染病，很多患者面临无特效药、病死率高、发病人群多的情况，具有强烈的求生欲望、易于被诱导、恐惧、心理压力较大等特点；其认知脆弱性、社会脆弱性和医疗脆弱性剧增。作为研究者，医生需要尽可能快速地招募研究参与者，短时间内获得更多的临床研究数据。这可能会导致研究者为了快速入组而忽略或刻意隐瞒试验风险，或使用专业术语诱导潜在的研究参与者参加试验。

在新传染病暴发时，社会大众会对部分医学临床研究寄予过高期望，而容易忽略单个研究参与者的风险。在新突发传染病临床研究开展中，研究数据弥足珍贵，对后续药物研发和疾病诊治具有重要价值。研究者不应为了获得更多的临床研究数据，而忽略研究参与者可能存在的潜在风险。在新突发传染病临床研究初期，面临疾病未知性、前期研究数据不足的问题，研究者应始终将研究参与者的权益放在首位，密切观察其健康状态，以便及时地采取治疗措施或终止研究。

3. 伦理委员会与研究机构间的利益冲突

当研究机构计划开展某项研究时，其也有着一定的利益诉求和预期受益，但又由其机构伦理委员会对研究项目进行审查，伦理委员会的经费、人员、办公条件均由研究机构提供，这样的情形确实可能存在研究机构的伦理委员会无法客观、理性、公正审查本机构开展研究的情形[6]。有关法规对临床研究的开展赋予了较大的自由裁量权，并很大程度上依赖审查委员的公平性和独立性。研究伦理规范和相关规定的特点是程序性规则占主导地位，规定了伦理委员会的人员组成和构成（包括要求委员构成中应当有与研究机构不存在行政隶属关系的外单位人员）、审查记录的保存和审查程序的细节等。然而，对于权衡研究参与者的风险和受益是否适合、决定批准或拒绝一项研究，并没有具体量化的衡量标准，需要依赖伦理委员会做出重要的价值判断。例如，“研究方案科学”不应使研究参与者不必要地暴露于风险之中，遵循“合理的风险与受益比例”，研究参与者的选择必须是“公平的”。研究法规没有为伦理委员会提供可以依赖的绝对标准，而伦理审查要求伦理委员会成员公平地行使决定权。如何在新突发传染病疫情下，保障临床试验规范、结果科学可靠、研究参与者的权益和安全，对伦理委员会委员的审查能力提出了更高的要求。因此，伦理审查委员会的工作质量在很大程度上取决于其成员的良心和承诺[7]。

如果机构伦理委员会不具备独立性，其审查决定的公平性和独立性可能会受到影响。特别是在重大新突发传染病事件暴发时，对疾病的认知不足，很多临床研究的开展依据不充分，尚处于摸索阶段。研究机构可能会因为某种药物对个别研究参与者展示出来的良好疗效，而迫切地想要开展进一步的临床试验。这对委员独立公平的审查提出了更高的要求，既要确保药物的安全性，又要充分审查开展研究的数据基础是否充分，切忌为了加快临床试验进程而忽视研究参与者承担的风险。

（二）如何应对利益冲突？有效披露、独立审查、适当回避

1. 披露利益冲突是加强公众问责和有效管理的手段

充分披露利益冲突，有助于信息不对称的人群筛选获取更多影响判断的信息，使他们在充分意识到所有因素后，做出真正知情的决定。如果那些可能受到利益冲突伤害的人被告知可能存在的问题，他们可以自由决定是否要承担这种风险。例如，潜在的研究参与者知晓他将参与的这项药物临床研究的主要研究者同样是药物研发者，并且可能从这项药物临床试验中获利。《赫尔辛基宣言》（2024 版）的第 26 条中，明确要求在涉及有能力做出知情同意的人类参与

者的医学研究中，必须以简明的语言充分告知每个潜在的参与者资金来源、任何潜在的利益冲突等信息[8]。尽管信息披露在大多数情况下被认为给研究参与者做出正确的决定提供了足够可靠的依据，但是忽略了一个事实，即处于易受伤害情况下的人，会更依赖他人的保护。面对新突发传染病，患者对疾病和健康的消息知之甚少，人群脆弱性凸显，对医生和医疗机构的依赖剧增，希望获得可能维护健康的一切治疗手段。如果他们意识到这些所有的利益冲突因素，可能会降低他们对医生的信任及对参加试验的热情[7]。倘若研究过程发生不良事件或不良反应，即使与研究无关，也可能会让研究参与者丧失对医生的信任，认为潜在的利益冲突导致了个人健康的损伤。

伦理委员会应该负责审查研究人员的利益冲突。例如，根据对《赫尔辛基宣言》的最新修订，伦理委员会有明确的责任审查研究人员和赞助商之间的财务关系。委员会必须评估经济利益等如何影响研究过程和招募患者。《赫尔辛基宣言》（2024 版）中第 22~23 条规定，包含资金来源、任何潜在的利益冲突、隐私保护和信息保密规定等信息的研究方案，必须提交伦理委员会进行审议、意见反馈、指导和批准[8]。伦理审查委员在处理利益冲突，保护研究参与者免受利益冲突负面影响时，本身也可能会受到冲突的影响。因此，公开披露研究者、伦理审查委员、申办方等之间的财务关系或其他联系，有利于准确评估冲突的严重性，加强公共问责制。这有利于让决策者对有利益冲突的审查委员或是研究者等相关人员，采取必要的措施。

2. 独立审查是识别预防利益冲突的必要途径

世界医学协会发布的《赫尔辛基宣言》对伦理委员会的独立性做出了明确规定，伦理委员会的运行必须透明，必须具有独立性和权威性，以抵制来自研究者、申办者或其他方面不当影响[8]。这在我国伦理审查的相关法规和规定中也均有体现。通常来说，伦理委员会禁止委员审查个人负责或参与的研究项目，并且审查决定不得受研究申办方 / 资助方的干预。“其他方面不当影响”表明许多潜在的影响来源被认识到，尽管“独立”和“不当影响”的概念有一定的解释空间，但这些规定都清楚地反映了伦理委员会、审查人员应与研究者或申办方 / 资助方等保持一定距离的观点，并且与研究机构相对独立（免于行政干扰等）。

伦理委员会委员的首要责任，是保护研究参与者和公众的权益，而非为研究者或试验发起人服务。伦理委员会委员应当基于当前医疗、法律等多因素状况，进行经验性诊断或评估，从而酌情权衡临床研究的风险和受益[9]。这些审查建议的基础应当是有依据的，否则提供“不专业建议”的委员很容易为此承担责任。然而，在新突发传染病相关研究中，既往医疗数据有限，且有关法律或规定的适用条件有待调整，伦理委员会的审查决策可能缺乏充分的事实依据，此时会更加依赖于其工作经验和价值认知做出判断。因此，独立、不受其他因素的干扰，对于审查一项重大新突发传染病研究来说尤其重要。

3. 适当的回避是处理利益冲突的主要举措

披露制度和独立审查都不足以单独作为应对利益冲突的补救措施，因此处理冲突需要更强有力的管控措施。针对利益冲突最常见的建议是回避，回避即根据利益冲突的实际情况和程度，实质性地限制一些行为，目的仍是维护研究参与者的权益。

很多机构设立了利益冲突管理委员会，制定了针对研究机构、伦理委员会、研究人员等相关主体的利益冲突管理政策和制度，对利益冲突回避做出了细致的规定。例如，本机构若为新药 / 医疗器械的研究成果所有者、专利权人或临床试验批件的申请人，原则上不应承担该项目的临床试验任务。必要时，应当对存在重大经济利益冲突的研究者（如与申办方存在专利许可、成果转让关系）采取限制措施，不允许其直接招募研究参与者或向参与者获取知情同意等；对存在利益冲突的伦理审查委员，要求取消表决权和 / 或禁止参与审查等。值得注意的是，需要针对不同的利益冲突程度采取不同程度的回避。例如，某医院在新传染病疫情暴发期间，开展了一项研究药物的真实世界研究，主要研究者与临床试验申办方之间存在成果转让关系，存在重大利益冲突。但是，考虑到该主要研究者是研究药物的专利发明人，对药物熟悉程度高，有利于研究开展，因此委员会建议的利益冲突回避措施：增加共同主要研究者，并且专利发明人不得负责招募研究参与者和签署知情，同时限制了专利发明人对数据管理的权限。有效识别和监管临床研究过程中可能存在的利益冲突，制定详细的回避规则，有助于维护临床研究的完整性、客观性、公正性和科研诚信，维护伦理审查体系的公信力。

（三）明确使命，落实责任

利益冲突的存在是因为有关主要利益（如研究参与者权益或研究有效性）的专业判断，往往会受到次要利益的不当影响。次要利益通常是经济利益，也可以是无形利益，如获得专业优势、声望或权力。换言之，当其职业义务与其他利益发生冲突时，就会产生利益冲突。次要利益本身并无不当，但应服从于主要利益[6]。新突发传染病中，研究参与者的脆弱性往往剧增，可能由于其收入水平低、认知能力有限、社会歧视性和医疗资源难获取的情况，导致其处于弱势地位。伦理审查应当特别关注研究参与者的脆弱性，以免其被不当利用。对于伦理委员会、医生以及医疗机构来说，主要目的都是要确保研究参与者的权利和福利，发挥保护公众的作用。各方主体应当明确研究参与者保护的道德责任和义务，主动公开披露利益冲突，加强独立审查和价值判断，采取适当的限制行为来防范应对利益冲突，保障新发突发传染病临床研究顺利开展，维护研究参与者的安全和权益。

（张如意，周运翱）

【参考文献】

［1］汪秀琴，熊宁宁，刘沈林，等. 临床试验的伦理审查：利益冲突［J］. 中国临床药理学与治疗学，2004，9（3）：358-360.

［2］廖绮霞，刘俊荣. 药物临床试验中的利益冲突及其防范［J］. 中国医学伦理学，2020，33（6）：716-720.

［3］Ghooi R B. Conflict of interest in clinical research［J］. Perspect Clinical Research，2015，6（1）：10-14.

［4］周运翱，周宁，杨志云. 传染病视角下受试者保护体系建设的实践与建议［J］. 中国医学伦理学，2021，34（2）：216-219.

［5］Bekelman J E，Li Y，Gross C P. Scope and impact of financial conflicts of interest in biomedical research：a systematic review［J］. JAMA，2003，289（4）：454-465.

[6] Lo B，Wolf L E，Berkeley A. Conflict-of-interest policies for investigators in clinical trials [J]. New England Journal of Medicine，2000，343（22）：1616–1620.

[7] Lemmens T，Freedman B. Ethics review for sale? conflict of interest and commercial research review boards [J]. Milbank Quarterly，2000，78（4）：547–584.

[8] 张海洪，杨阳. 世界医学会《赫尔辛基宣言》——涉及人类参与者的医学研究伦理原则 [J]. 医学与哲学，2024，45（21）：15–17，23.

[9] Greco D，Diniz N M. Conflicts of interest in research involving human beings [J]. Journal of Internatinal Bioethique，2008，19（1–2）：143–203.

五、风险—获益权衡

临床研究的关键伦理要求之一是获益所承担的风险是可接受的。在预期获益证明风险具有合理性并且潜在利益和风险得到合理平衡的前提下，临床试验才可以开始和继续进行。受试者面临的风险必须与预期获益以及从研究中获得的重要知识相比是合理的。合理风险获益比的临床研究，才是符合伦理原则的研究。只有具有一定社会价值的临床研究，才会被接受[1]。突发重大传染病事件时，相关临床研究应当符合科学及伦理的高标准，特别是在危急情况下首次开展的涉及应用于人体、风险极不确定的研究项目，保障受试者的安全与权益、保证公众对该临床研究科学性的信任尤其重要。因此，临床研究必须重视对突发重大传染病相关研究进行风险获益评估[2]。

（一）研究风险

在临床研究中，研究人员需要对可能引起受试者任何不适、已知的风险和可能产生的危害保持完全客观。开展传染病相关预防型临床研究时，除了为潜在受试者提供参与研究可能发生风险的相关信息，还要让其熟知减少此类风险的具体措施[3]。

临床试验风险分为 4 类，分别为身体伤害的风险、心理伤害的风险、社会伤害的风险以及经济损失的风险[4]。在研究招募受试者过程中，项目研究者、申办方以及研究机构伦理委员会必须保证受试者参与研究的风险最小化，并确保潜在参与者的预期获益和研究的社会及科学价值具有适宜的比例[5]。一般来说，最小风险是指研究预期危害或不适的可能性和严重程度，不大于日常生活或者进行常规体检和心理测试的风险[6]。在影响危害程度的众多因素中，有7个因素被认为是特别具有相关性的：①与危害相关的经历，如疼痛；②减轻危害的措施，包括治疗；③对个人进行日常生活活动能力的影响；④对个人追求人生目标能力的影响；⑤发生损害的持续时间；⑥个人对新环境的适应程度；⑦适应过程带来的负担[7]。评估研究风险的级别和程度的目的，是在可能的范围内尽量实现风险最小化，以保障受试者的安全及权益[4]。对于受试者面临的研究风险，研究者、申办方及伦理委员会必须确保其风险相较于研究产生的社会价值和科学价值是合理的，并对预期的风险采取了合理的风险管控措施。

在突发传染病期间，受试者可能会遭遇一些在其他临床研究中并不常见或突出的风险，即突发传染病相关研究中可能存在的额外风险。一是研究前期基础研究薄弱带来的风险，由于传染病暴发，研究人员缺乏对疾病的发病因素、传播特点、诊断救治方法等方面的认识及经验，但开展相关研究的需要又十分紧迫。因此，伦理审查需要特别关注并充分评估相关风险，使其在可能的范围内最小化。二是传染病突发时期对相关研究预期获益过高估计所带来的风险，新传染病暴发时，疾病治疗措施具有未知性或不确定性，公众处于恐慌怀疑的复杂情绪中，无特效药及确定疗效的治疗方法，整个社会都迫切渴望有效干预措施可以及早被发现，导致对一些安全性及有效性均未得到充分确证的临床研究期望过高。在这种背景下，受试者在研究中面临的风险有可能被忽视[8]。三是被重复纳入研究的风险，由于突发传染病传播迅速的特性及研究需求的急迫性，受试者存在可能被重复纳入不同的临床研究的风险。四是遭受污名化和歧视的风险，公众及社会对传染病的恐惧及对传染源、传播途径、易感人群的迫切获知与避之不及心理，要求研究者要确保受试者隐私不被泄露，避免其遭受污名化和歧视[9]。五是潜在感染人群的风险，在突发传染病相关事件处理及研究过程中，不仅要考虑已感染患病人群的个体潜在风险，还要考虑其他潜在感染患病人群的风险[10]。

（二）研究获益

临床研究的获益主要包括以下两方面：一是关于受试者本身的获益。比如，通过参加临床研究可以得到诊断、治疗及预期的获益，可以接受对疾病相关的诊疗、检查或一些新的干预措施，从而使疾病状态有所好转，或者对所患疾病有更充分全面的认识而获益；二是关于社会的获益[11]。其中需要注意的是，受试者在参与某个临床研究没有直接获益的情况下，如果该研究可以产出促进公众对重大健康问题的理解及获得相关重要性信息，而使整个社会获益，那么这类也属于研究获益的范围内。考虑获益需要注意：一是为了激励或报答受试者而向其赠予的补偿，不应被作为临床研究的获益[4]；二是受试者潜在临床获益最大化，可以通过目标人群来实现。虽然特定目标人群最有可能从研究干预措施或程序中获益，但是在采取最大化的措施过程中，需要严谨地考量和平衡各方面的影响因素。

（三）风险获益评估

根据目前的伦理和相关法规，只有研究者、申办方和伦理委员会确定受试者和/或社会的潜在获益与风险是合理的研究，才应该被批准。伦理委员会需要在诸多不确定因素下，对临床研究项目的风险与获益做出适宜评估，以确保受试者的安全与权益。临床研究的风险获益比评估是综合性的，需要多种材料及证据的支持。一般首先是基于研究方案科学性进行判断，而研究方案的科学性又是基于现有或已知的证据。而开展突发传染病相关研究具有高风险性及不确定性，更需要强有力的证据作为支撑[12]。伦理审查需要重视临床研究的科学性审查以及风险获益评估，即使在传染病暴发的危机情况下，也应避免把尚无明确证据支持的干预措施进行大范围的紧急使用[13]。此外，临床研究的风险获益比评估还需要考虑能否产生有社会价值的结果，以及研究干预措施对于解决研究问题是否必要[14]。这些在突发重大传染病疫情控制时，显得尤为重要。

研究风险与获益评估需要系统的方法学进行评价，以确定研究是否科学合理。缺乏公认的研究风险获益分级评估方法，风险与获益的量化难以实现，是当前伦理审查很难完全做到对研究的风险与获益认识充分、全面深刻的重要因素之一，而这会导致受试者承担额外风险的可能性增加。因此，相对客观、科学合理的研究风险获益评估方法，是保障受试者安全的关键，也对提高伦理审查质量具有重大意义[15]。

对此，大卫·温德勒等制定的风险获益系统评价法可以作为参考。该方法包括 7 个步骤：①确保并提高研究的社会价值。确保拟开展的研究具有足够的社会价值，足以证明研究参与者暴露于某些风险之中是合理的。需要注意的是，研究的社会价值并不取决于积极的研究结果。②确定研究干预措施。需要确定研究干预措施以及确保这些干预措施及程序都是具有安全性的。风险获益评估方法将研究干预措施分为两类，分别是治疗性干预措施和非治疗性干预措施。确定研究干预措施类型对于划定风险获益评估范围是必要的。需要注意的是，对一项研究的风险获益概况做出整体判断时，有可能会忽略研究中单个干预措施的影响，从而可能导致判断不准确。③评估并降低受试者的风险。评估并合理地减少或最小化研究干预措施及其所需程序对受试者构成的风险。需要注意的是，要确保少数个体参与者不会不成比例地承担研究的风险和负担。④评估和提高受试者的潜在获益。评估并提高研究中为受试者提供的潜在临床获益，重要的是要判断潜在临床获益的可能性和程度。研究干预的潜在临床获益所需的数据通常是有限的，因此需要仔细评估。需要注意的是，潜在的临床获益必须从平均预期获益的受试者角度进行评估，这意味着潜在的临床获益可能不适用于某些个体。这时应考虑调整纳入 / 排除标准，将研究重点放在那些最易获益的潜在受试者身上。⑤评估干预措施是否构成“净风险”。受试者潜在临床获益不能完全抵消或超过伤害的风险称“净风险”。需要从研究中获得社会价值证明这些风险的合理性，关键是确保这些净风险不会过大。⑥评估其他干预措施的潜在获益能否证明净风险的合理性。对于已经确定对受试者构成净风险的研究干预措施，需要进一步评估这些净风险能否被接受。需要注意的是，其中一些干预措施的净风险，可能被同一研究中其他干预措施的潜在临床获益证明其合理性。⑦评估剩余的净风险是否被研究的社会价值证明其合理性。评估研究中剩余的净风险是否可以被从研究中获得的潜在社会价值证明其合理性[16]。

突发传染病流行期间，伦理审查须充分评估相关临床研究干预措施的风险和潜在获益，确保研究受试者的风险获益比是合理、适当的，要根据现有数据证据对干预措施和程序可能产生的风险及获益做出经验判断，针对研究可能的风险获益做出规范性评估[17]。由于当前伦理委员会专家多数凭经验和直觉来判断一项研究的风险获益，相对科学的判断模式还未形成，可能存在研究风险获益评估存在主观且具有局限性的问题。但是，随着国家相关法规的出台（如最近出台的《科技伦理审查办法（试行）》[18]）及各类制度体系的完善，以及国际相关风险获益系统评价法的采纳，研究者伦理意识越来越强，相信最终会避免和破解这些伦理难题。

（段惠娟）

【参考文献】

［1］Kaye D K. Navigating ethical challenges of conducting randomized clinical trials on COVID-19［J］. Ethics and Humanities in Medicine，2022，17（1）：1-11.

［2］国家卫生健康委医学伦理专家委员会办公室，中国医院协会. 涉及人的临床研究伦理审查委员会建设指南［Z］. 2023.

［3］CIOMS. International ethical guidelines for health-related research involving humans［Z］. 2016.

［4］董平平，张志敏，秦叔逵，等. 临床试验伦理审查中风险与受益评估初探［J］. 中国医学伦理学，2016，29（4）：639-641.

［5］Rosemarie D，Ghislaine J，Jan A，et al. The risk-benefit task of research ethics committees：an evaluation of current approaches and the need to incorporate decision studies methods［J］. BMC Medical Ethics，2012，13（1）：6.

［6］Wendler D，Belsky L，Thompson K M，et al. Quantifying the federal minimal risk standard：implications for pediatric research without a prospect of direct benefit［J］. JAMA，2005，294（7）：826-832.

［7］Rid A，Abdoler E，Roberson N R，et al. Evaluating the risks of clinical research：direct comparative analysis［J］. Journal of Child Adolescent Psychopharmacology，2014，24（7）：390-398.

［8］程金莲，王美霞，肖爽，等. 突发传染性疾病疫情下相关临床研究面临的

伦理问题及对策［J］. 中国新药，2020，29（24）：2774–2780.

［9］周吉银，曹欢欢，尹梅，等. 突发传染病临床研究伦理审查专家共识［J］. 中国医学伦理学，2020，33（4）：501–504.

［10］中国医学科学院北京协和医院，国家人口健康科学数据中心. 从伦理和法理角度谈突发公共卫生实践及研究中的个体权益［J］. 中国医学伦理学，2020，33（9）：1058–1061.

［11］Emanuel E J，Wendler D，Grady C. What makes clinical research ethical?［J］. JAMA，2000，283（20）：2701–2711.

［12］李义庭，王美霞，白桦，等. 北京地区医疗卫生机构重大突发传染病临床研究伦理审查共识［J］. 中国医学伦理学，2021，34（1）：68–71.

［13］周萍，李欣，杜严勇，等. 基于德尔菲法的《突发传染病相关临床研究伦理审查及管理的特殊规范要求》研究［J］. 中国医学伦理学，2021，34（9）：1172–1177.

［14］Wendler D，Mille F G. Assessing research risks systematically：the net risks test［J］. Journal of Medical Ethics，2007，33（8）：481–486.

［15］余中光，李宗云，李素娟，等. 基于风险受益比的国内外临床研究伦理审查现状研究［J］. 中国医学伦理学，2021，34（4）：323–326.

［16］Rid A，Wendler D. A framework for risk-benefit evaluations in biomedical research［J］. Kennedy Institute of Ethics Journal，2022，21（2）：141–179.

［17］张海洪. 伦理审查中的风险获益分析和评估——基于综述的研究与探讨［J］. 中国医学伦理学，2014，27（2）：186–188.

［18］科技部，教育部，工业和信息化部，等. 科技伦理审查办法（试行）［Z］. 2023.

六、新突发传染病事件的伦理审查

2024 版《赫尔辛基宣言》指出："参与医学研究的医生有责任保护研究参与者的生命、健康、尊严、完整性、自主性、隐私和个人信息不外漏。保护研究参与者的责任必须始终由医生或其他研究者承担，绝不能由研究参与者承担，即使他们已经同意了。”以及“突发公共卫生事件期间，可能迫切需要新的知识和干预措施，但在此类突发事件期间坚持《赫尔辛基宣言》的伦理原则仍然是至关重要的。”2020版《药物临床试验质量管理规范》明确提出：“伦理审查与知情同意是保障受试者权益的重要措施。”[1]由此可见，伦理审查在保护研究参与者权利和福祉方面，发挥着核心作用。

新突发传染病事件的暴发具有突发性、群体性、广泛性、复杂性、变化性等特点[2]。疾病传播性强，早期可能存在对疾病认识不足、检测与诊疗手段不明确等问题，给传染病的防控造成巨大压力。在新突发传染病事件发生之时，伦理委员会应提高审查效率，但不能为了加快临床研究进程或快速获得有效的检测和救治方案，而降低伦理审查原则和审查标准；必须坚持医学伦理原则，做好风险评估及控制，保证研究的科学价值、社会价值以及研究参与者的安全和权益受到保护[3]。

伦理委员会选择科学、合理、规范的伦理审查与管理方式至关重要。新突发传染病事件暴发后，伦理委员会应在遵循《涉及人的生物医学研究伦理审查办法》《涉及人的生命科学和医学研究伦理审查办法》和《药物临床试验伦理审查工作指导原则》等国家法规基础上，充分并灵活运用不同的审查方式与管理方式[4]。

（一）加强伦理应急审查管理

在新传染病暴发时，不管是疫情防控的紧迫性，还是临床研究的未知性、不确定性，都对医院伦理审查工作提出了新的挑战。建立完善的伦理应急审查机制及管理保障体系，能够保障各类临床研究项目有序、规范开展，探索更多临床救治手段，切实保护研究参与者权益[5]。

1. 伦理应急管理制度化建设

科技创新发展与规范管理，制度化建设是基础。在新传染病暴发时，医院要针对此疾病的特点，清晰界定在哪些突发公共卫生事件、重大传染病事件下需要启动伦理应急审查，并结合临床研究项目开展的实际需求，及时出台伦理审查管理制度及标准操作规程（Standard Operating Procedure，SOP），确保伦理审查工作规范、有序开展。规范审查流程，制定从应急审查申请提交、受理、审查到最终出具审查意见的全流程规范。简化不必要的烦琐手续，但要保障关键环节的严谨性。

2. 临床研究信息化建设

加强临床研究信息化建设，优化医院临床研究信息管理系统及临床试验数据库管理系统，有利于提高临床试验质量，保护研究参与者的权益。特别是在新突发传染病事件暴发初期，因为疾病防控需要，地域间的现场交流或项目递交往往被阻断，采用传统的面对面工作模式无法及时满足工作需求；临床研究信息化建设能够实现在线提交、远程监察、网络审查等。同时，临床研究信息管理系统的运用，能够优化管理流程，促进临床数据安全存取，有利于促进临床研究的规范化开展；依托信息管理系统，实现电子化管理模式，减少包括申办者、研究者在内的相关人员的现场沟通，降低了疫情交叉感染的风险。

3. 伦理协作审查机制建设

面对新突发传染病事件，提高伦理审查效率，加快新药新疗法研发进程，保障治疗疾病的新药、新疗法尽快进入临床试验并上市使用，对于疾病防控和拯救生命至关重要。建立伦理协作审查机制、互认机制或区域化伦理委员会，对提高伦理审查效率与质量具有积极作用。同时，加强信息共享平台建设，搭建各机构之间伦理协作审查信息沟通机制。

4. 伦理委托审查机制建设

在传染病暴发的应急状态下，如果本机构（如医院、科研单位等）的伦理委员会因各种原因（如缺乏相关专业背景委员等）难以独立完成对特定研究项目的伦理审查工作，可考虑委托其他有资质、专业能力更匹配的伦理委员会进行审查。例如，一些基层医疗机构在开展针对新突发传染病的临床研究时，伦理委员会成员大多为医院内部医护人员，缺乏对该新突发传染病前沿研究伦理考量的足够经验，就可以委托区域内具备新突发传染病审查能力的其他机构伦理委员会来审查该项目。

开展委托审查应当注意如下的操作要点：①筛选合适受托方，要综合评估受托伦理委员会的专业水平、既往审查经验（特别是在新突发传染病相关研究审查方面）、是否具备完善的应急审查机制以及信誉等因素，选择能够胜任且符合要求的机构。例如，优先选择那些曾多次参与类似新突发传染病研究伦理审查、有成熟审查流程和多学科专家资源的机构伦理委员会。②明确委托范围及沟通机制，通过签署委托审查协议，清晰界定委托审查的具体内容，比如是实施对研究项目的全过程伦理审查，还是仅针对某些特定环节（如初始伦理审查）。同时，建立良好的沟通渠道，便于委托方及时了解审查进展情况，受托方也能在遇到疑问时迅速与委托方及研究团队沟通获取必要信息，确保审查工作顺利进行。③接受审查结果，委托方需认可并遵循受托方给出的伦理审查结果，若对结果存在异议，要通过合理的沟通协商机制来解决，而不能随意否定，保障审查的权威性和有效性。

5. 强化沟通协调机制建设

内部协同：在伦理委员会内部，加强不同专业背景专家之间的沟通交流，通过临床试验管理系统（Clinical Trial Management System，CTMS）共享平台、定期会议、线上研讨等形式，对复杂的新突发传染病应急审查项目提前交换意见，充分沟通，避免在正式审查过程中意见不统一，难以达成共识，影响伦理审查的质量和效率。

外部联动：建立与政府应急管理部门、科研机构、其他医疗机构等相关主体的密切联动机制，及时获取政府、机构等关于新突发传染病事件防控的政策、信息，了解科研和医疗实践的紧急需求，及时反馈伦理审查意见并协助推进符合伦理要求的研究项目实施开展。

（二）调整伦理审查与管理方式

新突发传染病事件（如“COVID-19”疫情）发生期间，切断传播途径，减少人群聚集是控制疫情的主要措施之一[6]。机构应考虑疫情期间伦理审查需求急切及减少聚集等群体性活动的要求，伦理审查管理应进行灵活调整。例如，项目纸质文件暂缓递交，必须要保存纸质文件的，在后期合适时间获取后存档[7]。

采取信息化办公模式。依托伦理审查信息系统、电子邮箱等网络技术，实行信息化、无纸化线上办公模式，线上提交，线上形审、受理、送审，审查后采取电子化归档等。审查方式由线下转换为线上，如主审委员线上审查、远程线上会议等。审查结果传达也采用电子化传输。

建立工作沟通群，各方交流沟通以邮件、微信、QQ、电话、信息系统等方式替代面对面沟通。

（三）保障伦理审查效率与审查质量

国家卫生健康委员会等四部委联合印发的《涉及人的生命科学和医学研究伦理审查办法》要求“情况紧急的，应当及时开展伦理审查。在疫情暴发等突发事件紧急情况下，一般在 72 小时内开展伦理审查、出具审查意见，并不得降低伦理审查的要求和质量”[8]。机构伦理委员会根据疫情及研究需求，建立应急项目绿色审查机制，可以参考紧急会议审查的模式，调整审查流程，增加开会频次，尽早安排伦理审查会议。紧急会议审查的目的是加快审查速度，而不是减免审查流程，更不能降低审查质量[9]。会议模式可以采取远程视频方式，但到会委员的人数、委员性别比例及专业等人员构成，不得因为时间紧急而减少或缺失，应保障审查会议的合规合法性[10]。

伦理审查过程要充分关注研究参与者的研究风险，特别是对于无替代治疗的情况下，不能夸大研究可能获益而忽略研究参与者的风险，并充分获得知情同意。涉及特殊人群的研究项目，如无陪护下的重症患者、儿童、智力障碍等弱势人群，知情方式和知情场景需要伦理委员会重点审查，如远程视频 / 电话知情、电子知情等，或获得其法定监护人的口头知情同意，并做好知情过程的录音、录像。若患者病情好转具备知情能力，还应获得本人的事后知情。

（四）伦理审查方式

伦理审查方式包括会议审查和简易审查。

1. 会议审查

会议审查是新突发传染病伦理审查的主要审查方式。新突发传染病事件发生期间，机构伦理委员会可以根据需要建立加急会议审查机制。例如，遇到相对复杂、风险较高且又急需开展的传染病应急研究项目时，应当调整常规伦理会议排期安排，组织委员召开加急会议。

（1）审查委员

审查委员的人数、专业背景等应符合国家相关法规要求。医学专业人员应具备传染病等领域的专业知识，熟悉传染病的诊疗、临床试验等相关业务流程和医学知识，法学专业人员精通涉及人体试验、医疗行为等方面的法律法规，伦理学专家对基本伦理原则有深入的研究和把握，能够运用专业知识进行严谨的分析判断。同时，伦理委员会应当有不同性别的委员，民族地区应当包含少数民族委员。

（2）会议模式

现场会议是伦理委员会开展会议审查的主要形式，但在尽可能避免人群聚集的要求下，伦理委员会应对会议模式进行相应改变。普通的、尚未启动的临床试验往往处于停滞状态，暂时没有伦理审查的需求。因此，常规的伦理审查会议可暂缓或延后。如果有应急试验或其他特殊情况必须召开审查会议时，伦理委员会应充分利用各种信息技术灵活安排会议形式，如通过网络或电话等形式召开远程会议，采取线上或线上线下相结合的模式[11, 12]。召开线上会议需注意：①伦理委员会成员组成、会议法定人数、会议记录、会议投票等，都要符合伦理审查相关法律法规的要求，不能因为新突发事件而放宽标准[13]；②相对于线下会议，线上会议的主持人要更积极调动委员参与会议审查的提问、发表意见及讨论，使委员全程参与，确保审查质量；③审查过程，包括线上签到、提问、发表意见、讨论和投票，做好录音、录像、拍照、截屏等，线上签到和投票可以借助伦理审查系统实现；④使用腾讯、钉钉等网络会议平台，做好审查会议的保密工作；⑤审查过程，涉及利益冲突的委员、研究人员等，要及时退出网络会议平台；⑥机构要制定线上审查会议的管理制度及SOP。

（3）远程视频线上审查的补充程序

①远程视频会议时，委员采用上线加入会议的方式出席。由伦理委员会秘书依据委员上线情况清点人数，确保出席人数满足法定到会人数要求。②由伦理委员会秘书准备伦理审查会签到表，经逐一核实参会委员身份后，在签到表的签字处注明线上参会，代表该委员参会。未出席参会的委员，注明请假缺席。③参会委员通过CTMS系统或举手方式进行投票表决，并口头确认个人的表决意见。由秘书在线计票汇总并报告会议主持人，主持人宣布投票结果。同时，委员应当会后补充递交纸质投票单或下载电子签名的投票单，由伦理委员会办公室归档保存。④秘书应当及时（会后当日或次日）将伦理委员会会议审查形成的审查决定及意见传达给项目负责人。

2. 简易审查

对研究方案、知情同意书等进行的修正，须由主审委员充分评估风险获益比，如果增加的风险低于潜在获益，应尽可能采用简易审查的方式；持续跟踪审查、结题审查及暂停/终止研究的审查，如果经主审委员评估后认为未对研究参与者权益产生影响，同样可以采用简易审查的方式。在保证研究参与者获益大于风险，并且处于良好风险管控的前提下，采用简易审查可以保证审查效率[4, 9]。

（1）适用条件

研究风险不大于最小风险的研究，如非干预临床研究；已批准的研究方案作较小修改且不影响研究风险受益比的研究；已批准研究的跟踪审查；多机构开展的研究中，参与机构的伦理委员会对牵头机构出具伦理审查意见的认可等[8]。

（2）审查委员

同上文会议审查委员要求。

（3）审查流程

①伦理委员会秘书形式审查、立项受理后，项目资料及主审工作表通过电子邮箱或伦理审查信息管理系统及时发送给主审委员；②主审委员在规定的时限内完成审查，并将结果反馈至伦理委员会办公室；③伦理委员会办公室及时处理主审委员审查意见及审查结果，并签发伦理审查意见或伦理审查批件；④主审工作表纸质文件由主审委员暂存或择日找主审委员签字后归档；研究机构若已建立了通过安全认证的电子签名，可以在系统上下载打印存档。

（五）各类别伦理审查

1. 初始审查

初始审查是伦理审查类别中最重要的审查之一。伦理委员会需要对研究项目进行全面的科学性和伦理性审查，包括试验方案的设计与实施、试验的风险与受益、研究参与者的招募、知情同意书告知的信息、知情同意的过程、研究参与者的医疗和保护、隐私和保密、涉及弱势群体的特殊保护、利益冲突管理、研究者资质与团队合作等[1, 8, 14]。在新突发传染病事件暴发后，各医疗机构伦理委员会应当及时优化和调整伦理审查形式及流程，如精简初始审查文件清单，可先行提交研究方案、知情同意书等关键性文件，待伦理审查后陆续补充其他辅助性文件等；同时加强伦理互认机制建设、提高人员审查的能力，提高项目的初始审查质量和效率。

2. 修正方案审查

修正方案是对试验方案以及有关试验组织实施的其他文件及信息的书面修改或澄清[15]。新突发传染病事件暴发期间，各机构要有效落实伦理互认机制，即已经通过组长单位审批的修正案，伦理委员会优先选择简易审查方式对相关文件的修正进行审查；对于修正方案涉及重大修改，如对入排标准、样本量、给药剂量等进行的修正，经主审委员充分评估风险和获益比，如果增加的获益高于风险，应尽可能采用简易审查的方式，以提高审查效率[4, 9, 15]。

3. 年度 / 定期跟踪审查、结题审查及暂停 / 终止研究审查

由于新突发传染病应急期间开展的研究往往面临诸多不确定因素，随着对传染病认识的加深、研究进程的推进以及外部环境的变化，原有的伦理审查结果可能不再完全适用。伦理委员会应当加强对新突发项目的跟踪审查，实施持续动态管理，适时调整伦理审查意见，确保研究始终在符合伦理原则。比如，在一项新突发传染病的药物临床试验过程管理中，随着更多受试者参与，发现之前未预料到的严重不良反应。这就需要及时进行动态跟踪审查，重新评估研究的风险受益情况，判断是否需要修改研究方案（如调整药物剂量、改变受试者观察周期等），以更好地保护受试者权益和保证研究的科学性。如果主审委员评估后认为项目风险未发生改变，或未对研究参与者的权益产生影响，可以采用简易审查的方式。

4. 安全性事件的伦理审查

研究中心发生的可疑且非预期的严重不良反应（Suspected Unexpected Serious Adverse Reaction，SUSAR），研究者应在规定的时间内报告伦理委员会。SUSAR 的报告需将患者临床症状的具体情况描述清楚，对药物 / 器械与所发生的 SUSAR 相关性判断结果的具体推断依据说明充分。伦理委员会应协同药物临床试验机构和科研管理部门充分了解研究团队的工作情况，并与申办方、合同研究组织等沟通，避免 SUSAR 的漏查与漏报。伦理委员会审查研究者报告的 SUSAR 时，如明显因新突发事件导致，可采取简易审查的方式，但应注意评估

研究与之的关联性[4, 15]。

5. 方案违背的伦理审查

新突发传染病事件的暴发会导致研究参与者对方案依从性的违背有所增加，主要表现为访视超窗、遗漏方案规定的检查等。申办方及研究者应考虑实际情况，重点关注对研究参与者停止在研随访可能导致的潜在影响，并相应修改研究行为，在保障在研项目研究参与者安全的情况下，减少违背方案的发生，并对不可避免的方案违背，采取积极的处置措施。对于因新突发事件导致的持续轻微方案违背以及没有显著影响研究参与者研究风险获益比的重大方案违背，可以采取简易审查的方式，但应注意评估研究与其的关联性。伦理委员会在审查此类方案违背时，还应重点关注申办方及研究者采取的措施是否最大限度地保护了研究参与者安全及减少了对试验结果真实性的影响[16]。

（六）现场调查

鉴于新突发传染病具有较强的传染性，现场调查应结合政府疫情防控政策，选择合适的调查方式和调查频率。必要时，利用互联网、信息化平台技术（如远程监查系统），对临床研究进行远程调查，替代现场调查；必须进行现场调查的，要做好调查前的准备和调查过程中的防护。

现场调查分为有因调查和无因调查，伦理委员会应特别关注有因调查，围绕研究参与者的权益保护，以问题为导向，深入研究现场进行复盘、溯源，验证问题，寻找证据，提出解决和处置措施；必要时，及时叫停研究项目。

（周运翱，张如意）

【参考文献】

[1] 国家食品药品监督管理局. 药物临床试验质量管理规范 [S]. 2020.

[2] 曹俊. 主流媒体扛起突发公共卫生事件科普责任 [N]. 中国新闻出版广电报，2020-04-16.

[3] Hui Zhang，Fengmin Shao，Jianqin Gu，et al. Ethics committee reviews of

applications for research studies at 1 hospital in China during the 2019 novel coronavirus epidemic [J]. JAMA，2020，323（18）：1844-1846.

[4] 许重远，白桦，白楠，等. 重大突发公共卫生事件（传染性疾病）一级响应下临床试验管理共识 [J]. 中国临床药理学杂志，2020，36（10）：1404-1408.

[5] 金荣华，陈航. 突发公共卫生事件的医院应急管理 [M]. 第 1 版. 北京：科学技术文献出版社，2023：248-254.

[6] 王晶，刘东国. 新冠疫情防控期间伦理审查工作的实践与思考 [J]. 中国医学伦理学，2021，34（5）：566-569.

[7] 漆林艳，李春梅，沈佳佳，等. 新型冠状病毒肺炎疫情下远程伦理会议操作流程探析 [J]. 中国新药与临床杂志，2020，39（9）：531-534.

[8] 国家卫生健康委员会，教育部，科技部，等. 涉及人的生命科学和医学研究伦理审查办法 [S]. 2023.

[9] 吕雯倩，朱万，江一峰. 医院伦理委员会在重大突发公共卫生事件一级响应下的工作原则和机制研究 [J]. 中国医学伦理学，2020，33（9）：1062-1065.

[10] 刘虹，雷永芳，杜艾桦. 重大突发传染病疫情对临床试验的影响及应对策略 [J]. 药物流行病学杂志，2020，29（6）：443-446.

[11] 陈晓云，刘强，沈一峰，等. 采用远程会议模式实施伦理审查的操作指引 [J]. 中国医学伦理学，2020，33（4）：462-466.

[12] 李义庭，王美霞，白桦，等. 北京地区医疗卫生机构重大突发传染病临床研究伦理审查共识 [J]. 中国医学伦理学，2021，31（1）：68-76.

[13] 赵励彦，刘珍慧. 新型冠状病毒肺炎疫情期间网络伦理审查会议实践分享 [J/OL]. 中国医学伦理学. http://kns.Cnki.net/kcms/detail/61.1203.R.20200312.0854.008.html

[14] 国家卫生健康委. 涉及人的生物医学研究伦理审查办法 [S]. 2016.

[15] 孙文雄，舒明，谭昊曲，等. 新型冠状病毒肺炎疫情下伦理委员会相关运行工作的探讨 [J]. 中国临床药理学，2020，4（309）：930-932.

[16] 田晓花，周运翱. 突发公共卫生事件视角下伦理审查与管理工作的实践与建议 [J]. 中国医学伦理学，2020，33（11）：1349-1353.

七、新突发传染病医学研究伦理审查的豁免（重大公共卫生风险下的伦理豁免条件）

在面临重大公共卫生风险的情况下，尤其是一些突发紧急情况，可能包括大规模的传染病暴发、疫苗研发、医疗救援行动等，需要快速采取行动来保护公众的健康和生命。此类的紧急情况通常存在以下特征：①时间紧迫。在紧急情况下，时间非常宝贵，延迟可能导致更多的伤亡。传统的伦理审查过程可能需要几周或几个月的时间，而在面临公共卫生威胁时，需要尽快采取行动。②缺乏信息。在新出现的疾病或公共卫生风险的情况下，可能缺乏足够的、已知的科学数据，来进行全面的伦理审查。此时，研究人员可能需要根据过去的相关经验紧急采取措施，同时获取更多信息，以便尽快获得足够的数据，进而制定有效的干预措施。③获取知情同意困难。在紧急的突发公共卫生事件中，可能很难获得每个个体的明确的书面同意，尤其是当研究或干预行为涉及大规模人群时。在研究或干预行为很大可能性利大于弊的情况下，伦理豁免可以帮助简化研究参与者的同意程序，提高研究的可行性。

尽管在新突发传染病的特殊情况下，免除伦理审查可能是有益的，甚至是必要的，但在一般情况下，伦理审查仍然非常重要。新突发传染病医学研究伦理审查的免除需要满足特定的条件，符合国内或国际的伦理法规或准则，且依照申请伦理豁免的程序和流程去执行和实施。

（一）免除伦理审查的伦理准则

对某些研究免除或简化伦理审查应该在谨慎的基础上进行，通常需要同时满足以下条件。

1. 紧急性

研究必须面临紧急情况，不能容忍延迟。这通常与公共卫生风险相关，且必须有明确的证据表明采取行动是必要的，研究所需获取的数据对突发公共卫生事件的处置是关键性的。

2. 缺乏替代方案

研究者必须证明没有合适的替代方案可以在短时间内达到相同的目标，且能在一定程度上预期到研究所采取的干预措施或候选疫苗，在很大可能性上是利大于弊的，即最大化利益的原则。此外，研究还需要具有在紧急情况下采用伦理审查和知情同意程序不具备可行性的现实特征。

3. 最小伦理风险

针对申请伦理豁免的研究，其设计必须尽可能减少伦理风险，即最小化风险原则。确保参与者的权益得到尊重，并在研究中尽可能地尊重个体权益和自主选择。这可能包括采取措施，来最大限度地保护隐私和数据安全。

4. 及时审查后续步骤

紧急行动之后，应迅速进行后续的伦理审查，以确保研究仍然符合伦理准则，并根据需要采取纠正措施。此类医学研究仍须遵循公开注册和备案的要求，以保证研究的透明度和研究者的责任追溯。后续伦理审查的关键要点是确保参与者的风险和利益平衡、研究者的守信和研究方案的良好实施，以及研究过程中参与者个人信息的保密原则不受破坏等。

（二）重大公共卫生风险伦理豁免的国内现状和国际共识

1. 国内外法规规定

CIOMS 联合 WHO 制定的《涉及人的健康相关研究国际伦理准则（2016 年版）》有免除伦理审查相关规定。凡涉及人的健康相关研究，其研究计划须提交至研究伦理委员会，以确定其是否符合伦理审查的条件，并评估其是否具有伦理可接受性，除非研究符合相关条件可免除伦理审查（这可能取决于研究的性质和适用的法律法规）。例如，分析公开获得的数据，或通过观察公共行为而产生的研究数据，以及可以识别个人或群体的数据已被匿名化或编码，这些研究可能会免于审查。如果卫生系统的公职人员以他们官员的身份接受关于公共领域问题的访谈，那么这样的研究也可以免除审查。当研究是根据公共卫生部门的指令或由公共卫生部门发起时（如疾病监测），通常不要求伦理审查，因为这是法律规定的活动[1]。

《美国联邦受试者保护通则最新版（2018）》中，明确提出可“免除伦理审查”的研究包括：①在既定或普遍接受的教育环境中开展的研究，且相关研究不会给学生的学习机会或教师评估带来负面影响。②满足特定限制条件，且仅仅包括涉及教育测试（认知、诊断、能力、成就）调研程序、访谈程序或公共行为观察（包括视觉或听觉记录）的研究。相关限制条件包括：研究者不会记录可能识别受试者身份的信息；披露受试者相关反馈的信息不会给受试者带来风险；或者如果研究者记录的信息可能直接或通过与受试者相关联的标识确定受试者身份，但伦理委员会根据隐私保护相关规定进行了有限审查。③满足特定限制条件的良性行为干预（benign behavioral interventions）研究；研究应满足持续时间短、无害（harmless）、无痛（painless）、无物理侵入性、不会对受试者产生显著持续性不利影响，且研究者可以合理地认为受试者不会因为这些研究感到不适。④在遵循美国《健康保险携带责任法案》、隐私保护等系列相关法律法规要求的前提下，不涉及获取知情同意，且研究者不会联系或重新识别受试者的、再次利用可识别个人信息或生物样本的研究。⑤由联邦部门或机构实施或支持的研究和示范项目，或根据其他规定须经部门或机构负责人批准（或已授权开展研究和示范项目的局或其他次级机构负责人的批准），并且旨在研究、评估、改进或以其他方式检查公共利益或服务项目。⑥满足特定条件的口味和食品质量评估以及消费者接受度研究。⑦需要进行泛知情同意①的、可能涉及二次研究的存储或维护：涉及可识别个人信息或生物样本用于将来可能被二次使用的研究，且伦理委员会进行有限审查并根据泛化知情同意等合规要求，形成相关决定。⑧需要进行泛知情同意的二次研究：涉及使用可识别的个人信息或生物样本的二次研究，如果满足规范的泛化知情同意及其存档要求，经伦理委员会有限审查并确认符合隐私保护、泛化知情同意授权范围，且研究者不会联系受试者[2-4]。

2023年2月18日，国家卫生健康委员会、教育部、科技部、国家中医药管理局联合发布《涉及人的生命科学和医学研究伦理审查办法》，首次设立了国内免除伦理审查制度。使用人的信息数据或者生物样本开展以下涉及人的生

① 泛知情同意是指研究参与者可选择是否参与未来某一类型研究的知情同意方式，其所同意的内容或范围不再是针对特定的某一项研究，而是研究参与者同意其个体的生物样本或医疗数据用于签署时的初次指定项目研究，并允许其用于未来其他相关项目研究，属于一种开放性的同意模式。

命科学和医学研究，不对人体造成伤害、不涉及敏感个人信息或者商业利益的，经伦理委员会审查确认符合豁免条件后，可以免除伦理审查，以减少科研人员不必要的负担，促进涉及人的生命科学和医学研究开展：①利用合法获得的公开数据，或者通过观察且不干扰公共行为产生的数据进行研究的；②使用匿名化的信息数据开展研究的；③使用已有的、人的生物样本开展研究，所使用的生物样本来源符合相关法规和伦理原则，研究相关内容和目的在规范的知情同意范围内，且不涉及使用人的生殖细胞、胚胎和生殖性克隆、嵌合、可遗传的基因操作等活动的研究；④使用生物样本库来源的人源细胞株或者细胞系等开展研究，研究相关内容和目的在提供方授权范围内，且不涉及人胚胎和生殖性克隆、嵌合、可遗传的基因操作等活动[5]。

2. 研究方案的透明度和有效性

即使在伦理免除审查的情况下，研究方案的透明度和有效性也是至关重要的。2010 年，出版伦理与道德委员会协助世界科研诚信大会为编辑和科研人员分别制定了学术伦理的国际标准。相关声明针对研究透明度特别提出：期刊应当鼓励最大限度的透明度和全面而诚实的研究汇报制度，为研究者提供清晰、明确的研究过程和数据使用汇报指南[6]。研究方案透明度的结构性要素包括引用数据透明、分析方法及代码透明、研究材料透明、设计与分析透明、预注册研究、分析计划预注册和可复制性 8 项[7]。而有效性评价通常包括：①详细描述临床试验的有效性指标；②详细描述有效性指标的评价、记录、分析方法和时间点[8]。

3. 基于风险评估的伦理豁免申请审查

伦理豁免并不等同于免除伦理审查。虽然被称为“豁免”，但申请伦理豁免的过程本身就是一种简化和加速的伦理审查过程。所有申请审查豁免的研究，必须认真评估研究可能带来的风险以及是否涉及高风险项。特别在紧急、很难提供完整和详细信息与数据的情况下，伦理豁免需要谨慎对待。特别需要注意的是，试验方案的制订应当重点识别影响临床试验关键环节和数据的风险，并制订合理的风险控制计划。该风险应当从两个层面考虑：系统层面，如设施设备、标准操作规程、计算机化系统、人员、供应商；临床试验层面，如试验药物、试验设计、数据收集和记录、知情同意过程[8]。风险的种类包括身体伤害风险、心理伤害风险、社会伤害风险及经济损失风险。确定研究风险的性质后，研究需要对风险的等级和程度进行评估。试验风险的等级从最小到最大的区分不同。研究预期伤害或不适的可能性和程度，不大于日常生活或者常规体格检查和心理测试时所遇到的风险，为最小风险。评估临床试验风险的等级和程度大于最小风险时，积极评估风险发生的概率及影响试验风险的因素是必须的。尽量在可能的范围内，实现风险最小化，以保护受试者的权益[9]。研究必须确保参与者的风险最小化且风险是合理的。对每一个单独的研究干预措施和程序的仔细核查，将排除重复的程序，要确保有妥善处理和降低风险的计划和程序，从而使风险最小化。伦理豁免的底线要求，必须是研究风险不大于最小风险或为低风险，即须具备 3 个基本前提：①研究不对人体造成伤害，这种伤害不仅限于直接的生理伤害，还包括可能的心理伤害、名誉损害等；②不涉及敏感的个人信息，包括生物识别、宗教信仰、特定身份、医疗健康、金融账户、行踪轨迹等信息，以及不满 14 周岁未成年人的个人信息；③不涉及商业利益，不仅要关注研究可能涉及企业申办者、合作方的情形，还需要全面关注研究可能涉及的知识产权、专利转化以及潜在的利益冲突等。这些风险要求是伦理豁免的必要条件。

研究潜在的受益和风险评估必须经过以下两个步骤：第一步，必须评估每个研究干预措施或程序所具有的潜在个体受益和风险。对于那些能为参与者带来潜在受益的研究干预措施或程序，如若风险可以最小化，对参与者的潜在预期受益大于风险，并且已有证据表明此干预措施与现有的、明确有效的方法相比，至少将同样有益。那么，在这种情况下，风险是可以接受的。对于无法为参与者带来潜在个体受益的干预措施或程序，则必须把风险控制到最低，并且风险与所获得知识的社会价值和科学价值相当（可普遍化的知识为社会带来的预期受益）。第二步，必须对整个研究的总体风险和潜在个体受益进行评估，并使之处于恰当的水平。评估研究带给群体或人群的受益和风险，制定使这些风险最小化的策略[1]。

4. 研究团队资质及控制风险的能力

有资格、经验、能力且尽责的研究者，能为受试者提供最好的保护。作为受试者保护体系的一部分，组织机构应当认定研究者资格，培训和提高研究者保护受试者的能力。①研究者应当具有研究职能所要求的资格。研究者通过教育、培训和经验，获得研究职能所要求的资格，以承担实施研究的责任；研究者应当根据政府监督管理部门的要求，提供最新的工作履历和相关资格证明文件。组织机构批准立项的同时，授权研究者承担临床研究项目的职责。②负责医学判断和临床决策的研究者，应当具有执业医师资格[10]。涉及人的健康相关研究方案内容，要包括主要研究者和其他研究者的姓名、地址、所属机构和资质。研究者必须具备合格的教育背景和专业经验，能够胜任且负责任地开展研究。这包括接受适当的伦理教育和培训[1]。

涉及人的健康相关研究须由胜任的研究团队实施，尤其是在考虑是否授予伦理豁免时，须考虑①专业背景和经验：研究者的教育背景和资质，如学位、证书或其他相关认证；研究者以往在同一领域内的研究经验和成果；是否接受过伦理培训或者是否有过伦理审查的经历。②研究团队的声誉：研究团队过去承担的研究及完成质量情况、过去的研究成果和发表的学术论文；是否有过任何违反伦理原则的记录或行为；合作者或其他研究机构对研究团队的评价。③研究团队的可靠性：研究团队的平台层次、组织结构和管理方式、伦理审查流程和规定、数据管理和保护措施。④伦理豁免还应要求研究团队具有相应的风险控制和应对措施能力。除了研究本身的特点，研究的设计、目的、程序、相关实施和风险管理规定（如对研究者承诺不识别、不接触受试者的行为约束）以及潜在风险应对措施，都是影响该研究是否可以免除伦理审查的重要因素。

（三）重大公共卫生风险下，申请伦理豁免的程序和流程

1. 申请的提出和准备

目前，伦理豁免并不意味着不需要伦理审查的程序。研究者不可自行判定一项研究属于可伦理豁免，而立即开展研究。获得伦理豁免的程序应是向伦理委员会递交免除审查申请表等相关资料，由伦理委员会决定其是否符合伦理豁免的标准，并出具审查意见。研究者应准确理解国家卫生健康委员会、教育部、科技部、国家中医药管理局联合发布的《涉及人的生命科学和医学研究伦理审查办法》中每一条关于伦理豁免标准的内涵，以便自行逐条核对是否符合标准，

初步判断是否可以申请伦理豁免，明确伦理豁免理由后，再做出申请准备[11]。

2. 提交申请材料的要求

研究者提交完整的申请材料，包括伦理豁免申请表、研究方案、知情同意书等。免除审查申请表中应列明伦理豁免的各条标准，研究者先自行初步判断并填写伦理豁免申请表，研究者勾选是否符合及符合哪条标准，并提供豁免理由，递交伦理委员会办公室[12]。除此之外，送审材料清单还应包括其他常规申请伦理审查需要的文件，如研究方案及修订版、知情同意书及其修订版、受试者的招募广告、提供给受试者的其他书面资料等[11]。

3. 伦理豁免的审查流程

首先由伦理秘书进行形式审查，主要检查申请材料是否齐全、格式是否符合要求，以及初步检查是否符合豁免的基本条件。在伦理秘书形式审查通过后，由伦理委员会的指定委员或办公室主任进行更深入的审查，评估申请材料的内容是否完整、逻辑是否清晰，初步判断是否符合豁免的标准。最后主审，由伦理委员会的资深委员（主审委员）详细审查研究方案和方法，评估知情同意书的合理性，分析研究的风险和益处，确定是否符合豁免的具体条件。通常伦理豁免的主审采用快审程序，由一名主审委员负责，如果符合豁免条件，可直接获得伦理豁免，无须经过完整的伦理审查流程。

总之，伦理审查豁免的流程相较于一般伦理审查流程更为简便和快速，主要是为了适应风险较低的研究项目，从而加速研究的启动和进行。然而，无论是哪种审查流程，确保研究的伦理合规性和保护研究对象的权益，始终是首要原则。

4. 必要的道德和法律审查以及伦理豁免的决定

伦理豁免的决定应基于特定的专业知识，包括相关法律法规以及科研伦理细节要求等。伦理豁免应由伦理委员会决定。伦理豁免的研究应符合相关法律法规，符合已有法律、法规、规章、伦理准则等细化标准[3]。

伦理豁免前须确定研究符合《涉及人的生命科学和医学研究伦理审查办法》规定的、免除伦理审查的4类研究条件。应由伦理委员会决定研究是否符合伦理豁免，可由秘书形式审查，资深秘书或办公室主任判断是否符合伦理豁免标准，主任委员审查并签字，传达审查决定；如果主审委员同意免除，伦理审查委员会应在审查记录中，明确该研究免除伦理审查的依据，即符合《涉及人的生命科学和医学研究伦理审查办法》规定的哪一种情形，做好全流程档案管理。不符合免除审查标准的研究，将转入简易审查或会议审查[12]。

5. 监督和追踪

免除伦理审查的研究需要进行监督与跟踪审查。如果免除伦理审查的研究在实施过程中没有进行实质性的修正，原则上不需进行跟踪审查。这个要求的前提是强化研究者的责任，尤其是项目负责人必须确保研究的合规性和依从性。如果研究者在实施过程中有疑问，应及时联系伦理审查委员会，进行伦理咨询或申请伦理审查。需要强调的是，除了伦理审查，免除伦理审查的研究还需要遵循机构的科研管理相关规定。其他科研管理相关职能部门如果发现伦理问题，也应及时和伦理审查委员会沟通。如果增加研究参与者风险或显著影响研究实施的变化或者新信息，必要时转入快速审查或会议审查[3]。

（四）小结

综上所述，在重大公共卫生风险紧急的情况下，为一些医学研究提供伦理免除或简化伦理审查，可能是必要的。但在一般情况下，伦理审查仍然是非常重要的。尤其是伦理审查的主要目的之一，是确保研究参与者的权益和福祉得到充分保护。审查委员会会评估研究的风险，确保参与者不会遭受不必要的伤害。此外，伦理审查也有助于确保研究设计和方法的科学可信性和质量。这包括确保研究问题的重要性、方法的有效性以及数据的准确性。最后，伦理审查有助于确保研究符合适用的法律法规和伦理准则，以防不当行为和法律诉讼。

（李靖欣，丁晋彪）

【参考文献】

[1] 国际医学科学组织理事会，世界卫生组织. 涉及人的健康相关研究国际伦理准则［M］. 2016版. 朱伟，译. 上海：上海交通大学出版社，2019：2，10-11，39，87，90.

[2] National archives and records administration，federal register，final rule [EB/OL].（2017-01-19）[2023-06-30]. https://www.govinfo.gov/content/pkg/FR-2017-01-19/pdf/2017-01058.pdf.

[3] 张海洪. 免除伦理审查制度及其应用实践建议 [J]. 医学与哲学，2023，44（9）：6-10.

[4] 张海洪，丛亚丽. 美国联邦受试者保护通则最新修订述评 [J]. 医学与哲学，2017，38（11）：10-13，52.

[5] 国家卫生健康委员会，教育部，科技部，等. 关于印发涉及人的生命科学和医学研究伦理审查办法的通知 [EB/OL].（2013-02-18）[2024-09-23]. https://www.gov.cn/zhengce/zhengceku/2023-02/28/content_5743658.htm.

[6] Wager E，Kleinert S. Responsible research publication：international standards for editors [J]. Prilozi，2014，35（3）：35-41.

[7] Nosek B A，Alter G，Banks G C，et al. Promoting an open research culture [J]. Science，2015，348（6242）：1422-1425.

[8] 国家药品监督管理局. 国家药监局 国家卫生健康委关于发布药物临床试验质量管理规范的公告（2020 年第 57 号）[EB/OL].（2020-04-26）[2025-07-16]. https://www.nmpa.gov.cn/xxgk/fgwj/xzhgfxwj/20200426162401243.html.

[9] 董平平，张志敏，秦叔逵. 临床试验伦理审查中风险与受益评估初探 [J]. 中国医学伦理学，2016，29（4）：639-641.

[10] 熊宁宁. 伦理审查体系认证标准与审核指南 [M]. 北京：科学出版社，2020：7，53.

[11] 熊宁宁，刘海涛，胡晋红，等. 伦理委员会制度与操作流程 [M]. 第 4 版. 北京：科学出版社，2021：25-26，183.

[12] 杨梦婕，周吉银. 免除伦理审查的挑战和实施建议 [J]. 中国医学伦理学，2023，36（7）：730-735.

八、患者或受试者保护

WMA《赫尔辛基宣言——涉及人类受试者的医学研究的伦理原则（2013 年版）》要求“患者的健康是医生的首要考虑”“医生的责任是促进和保障患者的健康、福祉和权利，包括参与医学研究的患者”“医学研究要遵循促进和确保尊重人体受试者、保护他们的健康和权利的伦理标准”。我国《药物临床试验质量管理规范》[1]第三条和《医疗器械临床试验质量管理规范》[2]第三条，都强调应当遵守《赫尔辛基宣言》伦理准则。我国《药物临床试验质量管理规范》第三条规定：“受试者的权益和安全是考虑的首要因素，优先于对科学和社会的获益。伦理审查与知情同意是保障受试者权益的重要措施。”《药物临床试验质量管理规范》第四条规定：“药物临床试验应当有充分的科学依据。临床试验应当权衡受试者和社会的预期风险和获益，只有当预期的获益大于风险时，方可实施或者继续临床试验。”《医疗器械临床试验质量管理规范》第四条规定：“实施医疗器械临床试验应当有充分的科学依据和明确的试验目的，权衡受试者和社会预期的风险和获益。只有当预期的获益大于风险时，方可实施或者继续实施临床试验。”

知情同意指受试者被告知可影响其做出参加临床试验决定的各方面情况后，确认同意自愿参加临床试验的过程。该过程应当以书面的、签署姓名和日期的知情同意书作为文件证明。知情同意是保障受试者权益的重要措施。

（一）知情同意的要求

1. 知情同意的国际规范

（1）《赫尔辛基宣言》关于知情同意的准则

第 25 条规定，有知情同意能力的个体作为受试者参加医学研究，必须是自愿的。尽管同其家人或社区负责人进行商议可能是合适的，除非其本人自由表达同意，否则不得将有知情同意能力的个体纳入临床研究。

第 26 条规定，涉及有知情同意能力受试者的医学研究，每位潜在受试者必须被充分告知，包括研究目的、方法、资金来源、任何可能的利益冲突、研究人员的机构隶属关系、研究预期的获益和潜在的风险、研究可能造成的不适、试验结束后的条款以及任何与研究有关的其他信息。必须告知潜在受试者有权拒绝参与研究或可在任何时候撤回参与研究的同意，而不会受到不当影响。应特别关注潜在个体受试者对于特定信息的需求以及传递信息所用的方式。在确保潜在受试者理解所告知信息后，医生或其他有资格的人员必须获得该受试者自主的知情同意，最好是书面形式。如果不能以书面形式表达同意，非书面同意必须被正式记录和见证。所有医学研究的受试者有权选择获知研究的总体结局和结果。

第 27 条规定，在知情同意时，如果潜在受试者与医生有依赖关系，或可能在压力下被迫同意时，医生应特别谨慎。在此情况下，必须由有资格且完全独立于这些关系之外的研究者，来获得知情同意。

第 28 条规定，对无知情同意能力的潜在受试者，医生必须寻求其法定代理人的知情同意。不得将上述潜在受试者纳入对其没有益处的研究，除非该研究的目的是促进该潜在受试者人群的健康，且该研究不能用有知情同意能力的受试者替代，同时该研究仅存在最小风险。

第 29 条规定，当无知情同意能力的潜在受试者能够做出参加研究的决定时，医生除了获得其法定代理人的同意，还必须获得该受试者的同意。

第 30 条规定，临床研究涉及身体或精神状况无法给出同意的受试者（如无意识患者）时，只有这些阻碍知情同意的身体或精神状况是该研究人群的必要特征时，该研究方可开展。这种情况下，医生应获得其法定代理人的知情同意。如果无法联系到其法定代理人，而且研究不能延误时，该研究可以在没有获得知情同意的情况下进行。前提是，该研究方案描述了需要纳入此类不能做出知情同意的受试者的具体原因，且该研究已获得伦理委员会的批准。研究者必须尽早地从该受试者或法定代理人处，获得继续参与研究的知情同意。

第 31 条规定，医生必须充分告知患者医疗中的哪些方面与研究有关。患者拒绝参加研究或决定退出研究，不得对医患关系产生不利影响。

第 32 条规定，对于使用可识别身份的人体材料或数据的医学研究，例如使用生物样本库或类似来源的材料或数据的研究，医生必须获得受试者对其采集、存储和/或重复利用的知情同意。

（2）《涉及人的健康相关研究国际伦理准则》关于知情同意的准则

《涉及人的健康相关研究国际伦理准则》第9条准则规定，研究者有义务为潜在的受试者提供信息和机会，从而给予他们对是否参与研究，以自由的选择和知情同意，除非研究伦理委员会已经批准免除或修改知情同意。知情同意应被视作一个过程，参与者有权随时退出研究而不会受到责罚。

研究者有以下义务：①只有在告知潜在参与者相关的研究信息，并确保他们已充分理解重要事实的基础上，才可寻求和获取同意。②避免针对相关信息的欺骗和隐瞒，避免不当的影响或胁迫。③确保潜在参与者有充足的时间和机会，考虑是否参与研究。

通常来讲，要从每一位潜在参与者处获取已签名的知情同意书，以作为知情同意的证据。对这一规定的任何例外情况，研究者均须说明理由，并取得伦理委员会的批准。

如果研究条件或程序发生实质性变更，或由于获得的新信息可能影响参与者继续参与研究的意愿，那么在得到伦理委员会批准后，研究者须更新每位参与者的知情同意书。在长期研究项目中，即使研究目的和设计并无变动，研究者也应在预先设定的间隔期中，确保每位受试者愿意继续参与研究。

确保获取知情同意的所有人员遵从本准则，是项目负责人的责任。

（3）WHO《流行病学研究伦理审查国际准则》关于知情同意的准则

1991年WHO发布的《流行病学研究伦理审查国际准则》中规定如下。

当个人成为流行病学研究的受试者时，通常需获得其知情同意。

建议免除知情同意时，研究者需要向伦理委员会解释该研究符合伦理原则。免除知情同意的情形包括：找到具有研究记录的受试者可能不切实际，或者会对某些研究的目的造成影响，例如被知情后，潜在受试者可能会改变其所要研究的行为，或者可能会出现不必要的焦虑。免除知情同意的另一个理由可能是，受试者通过社会公告意识到，提供个人数据用于流行病学研究是惯例。

当职业记录、医疗记录、组织样本等被用于未经知情同意的研究时，可能存在伦理问题，尽管该研究不会造成伤害。使用可公开获得的信息不需要获得知情同意。但是，在使用此类信息时，研究者应尽量减少披露个人敏感信息。

如果不可能获得每一个受试者的知情同意，可以寻求获得一个社区或群体代表的同意。社区代表的批准应符合一般伦理原则。当研究者与社区合作时，需要考虑社区的权利和保护。然而，个人拒绝参与研究，必须得到尊重。

2. 我国临床试验中知情同意的法规要求

（1）《涉及人的生命科学和医学研究伦理审查办法》法规要求

该办法第四章对生命科学和医学研究的知情同意做出了基本规定。

第三十三条规定，研究者开展研究前，应当获得研究受试者自愿签署的知情同意书。研究受试者不具备书面方式表示同意的能力时，研究者应当获得其口头知情同意，并有录音录像等过程记录和证明材料。

第三十四条规定，研究受试者为无民事行为能力人或者限制民事行为能力人的，应当获得其监护人的书面知情同意。获得监护人同意的同时，研究者还应该在研究参与者可理解的范围内告知相关信息，并征得其同意。

第三十五条规定，知情同意书应当包含充分、完整、准确的信息，并以研究受试者能够理解的语言文字、视频图像等进行表述。

第三十七条规定，在知情同意获取过程中，研究者应当按照知情同意书内容向研究参与者逐项说明。研究者应当给予研究参与者充分的时间，理解知情同意书的内容，由研究参与者做出同意参加研究的决定，并签署知情同意书。在心理学研究中，因知情同意可能影响研究参与者对问题的回答，而影响研究结果准确性的，在确保研究参与者不受伤害的前提下，经伦理审查委员会审查批准，研究者可以在研究完成后充分告知研究参与者并征得其同意，否则不得纳入研究数据。

第三十八条规定，研究过程中发生下列情形时，研究者应当再次获取研究参与者的知情同意：与研究参与者相关的研究内容发生实质性变化的，与研究相关的风险实质性提高或者增加的，研究参与者民事行为能力等级提高的。

（2）《药物临床试验质量管理规范》和《医疗器械临床试验质量管理规范》法规要求

我国《药物临床试验质量管理规范》和《医疗器械临床试验质量管理规范》对知情同意的要求做了明确规定。

《药物临床试验质量管理规范》第二十三条规定，研究者实施知情同意，应当遵守赫尔辛基宣言的伦理原则，并符合以下要求。

①研究者应当使用经伦理委员会同意的、最新版的知情同意书和其他提供给受试者的信息。确保知情同意书更新并获得伦理委员会审查同意后，所有受影响的未结束试验流程的受试者，都签署新修订的知情同意书。

②研究者获得可能影响受试者继续参加试验的新信息时，应当及时告知受试者或者其监护人，并作相应记录。

③研究者不得采用强迫、利诱等不正当的方式，影响受试者参加或者继续临床试验。

④研究者或者指定研究人员应当充分告知受试者有关临床试验的所有相关事宜，包括书面信息和伦理委员会的同意意见。

⑤知情同意书等提供给受试者的口头和书面资料，均应当采用通俗易懂的语言和表达方式，使受试者或者其监护人、见证人易于理解。

⑥签署知情同意书之前，研究者或者指定研究人员应当给予受试者或者其监护人充分的时间和机会，了解临床试验的详细情况，并详尽回答受试者或者其监护人提出的与临床试验相关的问题。

⑦受试者或者其监护人以及执行知情同意的研究者，应当在知情同意书上分别签名并注明日期，如非受试者本人签署，应当注明关系。

⑧若受试者或者其监护人缺乏阅读能力，应当由一位公正的见证人见证整个知情同意过程。研究者应当向受试者或者其监护人、见证人，详细说明知情同意书和其他文字资料的内容。如受试者或者其监护人口头同意参加试验，在有能力的情况下，应当尽量签署知情同意书，见证人还应当在知情同意书上签字并注明日期，以证明受试者或者其监护人就知情同意书和其他文字资料得到了研究者准确的解释，并理解了相关内容，同意参加临床试验。

⑨受试者或者其监护人应当得到已签署姓名和日期的知情同意书原件或者副本和其他提供给受试者的书面资料，包括更新版知情同意书原件或者副本，和其他提供给受试者的书面资料的修订文本。

⑩受试者为无民事行为能力的，应当取得其监护人的书面知情同意；受试者为限制民事行为能力的，应当取得本人及其监护人的书面知情同意。当监护人代表受试者知情同意时，应当在受试者可理解的范围内告知受试者临床试验

的相关信息，并尽量让受试者亲自签署知情同意书和注明日期。

⑪ 紧急情况下，参加临床试验前不能获得受试者的知情同意时，其监护人可以代表受试者知情同意。若其监护人也不在场时，受试者的入选方式应当在试验方案以及其他文件中清楚表述，并获得伦理委员会的书面同意；同时，应当尽快得到受试者或者其监护人可以继续参加临床试验的知情同意。

⑫ 当受试者参加非治疗性临床试验时，应当由受试者本人在知情同意书上签字同意和注明日期。

只有符合下列条件，非治疗临床试验可由监护人代表受试者知情同意：临床试验只能在无知情同意能力的受试者中实施；受试者的预期风险低；受试者健康的负面影响已减至最低，且法律法规不禁止该类临床试验的实施；该类受试者的入选已经得到伦理委员会审查同意。该类临床试验原则上只能在患有试验药物适用的疾病或者状况的患者中实施。临床试验中应当严密观察受试者，若受试者出现过度痛苦或者不适的表现，应当让其退出试验，还应当给以必要的处置以保证受试者的安全。

⑬ 病史记录中应当记录受试者知情同意的具体时间和人员。

⑭ 儿童作为受试者，应当征得其监护人的知情同意并签署知情同意书。当儿童有能力做出同意参加临床试验的决定时，还应当征得其本人同意。如果儿童受试者本人不同意参加临床试验或者中途决定退出临床试验时，即使监护人已经同意参加或者愿意继续参加，也应当以儿童受试者本人的决定为准。除非在严重或者危及生命疾病的治疗性临床试验中，研究者、其监护人认为儿童受试者若不参加研究，其生命会受到危害，这时其监护人的同意即可使患者继续参与研究。在临床试验过程中，如果儿童受试者达到了签署知情同意的条件，则需要由本人签署知情同意之后，方可继续实施。

（二）知情同意的内容

1. 知情同意内容的国际规范

CIOMS《涉及人的健康相关研究国际伦理准则（2016 版）》附录 2 中明确了知情同意内容的要求。在征询某人参与研究的同意之前，研究人员必须以此人能够理解的语言或其他交流形式提供以下信息。

① 研究目的和方法，研究者和参与者所需完成的研究程序，以及对该研究不同于常规医疗护理的解释。

② 个人是受邀参加研究的，其适合该研究的依据以及参与是自愿的。

③ 个人可以拒绝参加研究，并且可以随时退出，而不会遭受任何惩罚或丧失其应获得的受益。

④ 个人参与研究的预期持续时间，包括到访研究中心的次数、持续时间和所需花费的总时间，以及提前终止试验或个人参与的可能性。

⑤ 为了给个人参与研究以回报，是否提供金钱或其他形式的物质利益，如果是，那么应当告知类型和金额，并且告知个人参与研究所花费的时间以及其他因研究造成的不便，将以金钱或非金钱的方式得到适当补偿。

⑥ 研究完成后，若参与者希望获知研究总的结果，他们会被告知结果。

⑦ 当涉及挽救生命的信息和有重大健康问题的、有临床直接应用意义的数据时，不论是在研究期间、研究结束之后，还是在收集参与者生物样本和健康相关数据之时，都将告知受试者。

⑧ 如产生未要求获得的研究发现，将公开。

⑨ 受试者有权按其需要使用研究期间获得的临床相关数据（除非研究伦理委员会已批准临时或永久不公开数据，在这种情况下，参与者应该被告知不公开的原因）。

⑩ 研究干预给相关个人（或其他人）所带来的痛苦和不适、已知的风险和可能的危害，包括对参与者直系亲属的健康或福祉的风险。

⑪ 任何对参与者因参与研究而可能获得的临床受益。

⑫ 研究对社区或整个社会的预期受益或对科学知识的贡献。

⑬ 研究后如何向医疗护理过渡的安排，能够何种程度上接受试验后的有益研究干预措施，以及他们是否会支付费用。

⑭ 在监管部门批准之前，如果他们继续获得研究干预的话，有接受未注册干预措施的风险。

⑮ 任何目前可用的替代干预措施或疗程。

⑯ 可能从研究本身或其他来源发现的新信息。

⑰ 对确保尊重参与者隐私、尊重可识别参与者身份文件的保密性做出

规定。

⑱ 研究者保密能力在法律或者其他方面的限制，以及违反保密性的可能后果。

⑲ 研究的申办方、研究者的机构隶属关系、研究经费的类型和来源，研究者、研究机构和研究伦理委员会存在的利益冲突，及处理冲突的措施。

⑳ 研究者是否仅为一个研究人员，还是既是研究人员，又是参与者的医生。

㉑ 研究者在研究期间和之后，为受试者的健康需求提供医疗护理的责任范围。

㉒ 为特定研究造成的损伤或与研究相关的并发症，提供的免费治疗和康复，应该告知此类医疗护理的类型、持续时间，以及提供医疗服务或组织的名称，还应告知此类治疗的费用是否存在不确定性。

㉓ 将以何种方式、由哪个组织，为此类伤害所导致的残疾或死亡，给受试者、受试者家属或者被监护人提供赔偿（或者明确指出没有提供此类赔偿的计划）。

㉔ 在受邀参加研究的潜在参与者的所在国，其获得补偿和赔偿的权利是否从法律上得到保障。

㉕ 研究伦理委员会已经批准或审核了研究方案。

㉖ 受试者将被告知，如果发生方案违背的情况，安全和福利将如何得到保护。

在特定情况下，研究人员在征询个人参与研究的同意之前，必须以能够理解的语言或其他交流形式提供以下信息。

① 就对照试验而言，要说明研究设计的特点（如随机化、双盲），在研究完成或者破盲之前，研究人员不会告知分配给参与者的治疗方式。

② 是否所有的重要信息都会告知，如果不是，则要询问他们是否同意接受不完整的信息，并告知在分析研究结果之前提供全部信息。同时，参与者将被赋予撤回研究期间所收集自身数据的权利。

③ 关于使用基因检测结果和家族遗传信息的政策，以及如何落实预防措施，以防在未获得参与者同意时，其基因检测结果向直系亲属或其他人（如保

险公司或雇主）披露。

④ 参与者的医疗记录以及临床医疗中摘取的生物标本，在研究中直接使用或二次使用的可能性。

⑤ 生物材料和健康相关数据的收集、储存和使用，要获取广泛的知情同意，其中应说明：生物样本库的目的、储存条件和期限；访问生物样本库的规则；捐赠者联系生物样本库保管员的方式，并可以随时了解未来的使用情况；生物材料的可预期用途，无论仅限于已经完全确定的研究，还是扩展至若干全部或部分未确定的研究，均须说明；此类用途的预期目标，是仅用于基础研究或应用研究，还是用于具有商业目的的研究，受试者是否将从生物标本研发出的商业产品中获得金钱或其他的受益；未请求的研究发现的可能性及其处理措施；为保障保密性，将采取的安全措施及其局限性，在研究结束时，样本是否有销毁的计划，如果不销毁，是否有储存的详细安排（储存在何处、如何储存、储存多长时间以及最终的处理措施）和可能的未来用途。对此，受试者有权决定未来的使用、拒绝储存和销毁生物材料。

⑥ 当育龄妇女参与健康相关研究时，需告知有关可能的风险。如果她们在研究期间怀孕，研究可能给其自身（包括未来的生育能力）、妊娠、胎儿和后代带来的风险；要确保她们可以获得妊娠检查、有效的避孕方法以及在可能的致畸或致突变的干预之前，获得安全合法的人工流产保障。如果有效的避孕和（或）安全的人工流产不可得，且在替换其他研究地点不可行的情况下，则须向妇女提供以下信息：意外怀孕的风险、人工流产的法律依据、减少不安全人工流产和相应并发症的危害。当怀孕没有被终止时，对她们自己、婴儿或儿童的健康进行医疗随访的保障，以及告知在胎儿或婴儿异常情况下，通常很难确定因果关系。

⑦ 当涉及孕妇和哺乳期妇女时，须告知参与健康相关研究给她们自身、怀孕、胎儿及其后代带来的风险；所采取的潜在个人受益最大化和风险最小化的措施；有关风险的证据可能是未知的或有争议的，而且通常很难对胎儿或婴儿的异常确定因果关系。

⑧ 当研究涉及处于身不由己地位的灾难受害者时，要说明研究与人道主义援助之间的区别。

⑨ 当研究在网络环境中进行，并有可能使用涉及潜在脆弱人群的在线或数据工具进行研究时，要告知保护他们数据隐私和安全的控制措施；所采取措施的局限性，以及即使安全措施落实到位也可能存在的风险。

2. 我国关于知情同意内容的相关法规要求

（1）《涉及人的生命科学和医学研究伦理审查办法》法规要求

《涉及人的生命科学和医学研究伦理审查办法》第三十六条规定的知情同意书应当包括以下内容。

①研究目的，基本研究内容、流程、方法及研究时限；

②研究者基本信息及研究机构资质；

③研究可能给研究参与者、相关人员和社会带来的益处，以及可能给研究参与者带来的不适和风险；

④对研究参与者的保护措施；

⑤研究数据和研究参与者个人资料的使用范围和方式，是否进行共享和二次利用以及保密范围和措施；

⑥研究参与者的权利，包括自愿参加和随时退出、知情、同意或者不同意、保密、补偿、受损害时获得的免费治疗和补偿或者赔偿、新信息的获取、新版本知情同意书的再次签署、获得知情同意书等；

⑦研究参与者在参与研究前、研究后和研究过程中的注意事项；

⑧研究者联系人和联系方式、伦理审查委员会联系人和联系方式、发生问题时的联系人和联系方式；

⑨研究的时间和研究参与者的人数；

⑩研究结果是否会反馈给研究参与者；

⑪ 告知研究参与者可能的替代治疗及其主要的受益和风险；

⑫ 涉及人的生物样本采集的研究，还应当包括生物样本的种类、数量、用途、保藏、利用（包括是否直接用于产品开发、共享和二次利用）、隐私保护、对外提供、销毁处理等相关内容。

（2）《药物临床试验质量管理规范》和《医疗器械临床试验质量管理规范》法规要求

我国《药物临床试验质量管理规范》和《医疗器械临床试验质量管理规范》

都对知情同意内容做了明确规定，两者关于知情同意内容的规定基本一致。

《药物临床试验质量管理规范》第二十四条规定的知情同意书和提供给受试者的其他资料，应当包括以下内容。

①临床试验概况；

②试验目的；

③试验治疗和随机分配至各组的可能性；

④受试者需要遵守的试验步骤，包括创伤性医疗操作；

⑤受试者的义务；

⑥临床试验所涉及试验性的内容；

⑦试验可能带给受试者的风险或者不便，尤其是存在影响胚胎、胎儿或者哺乳婴儿的风险时；

⑧试验预期的获益以及不能获益的可能性；

⑨其他可选的药物和治疗方法及其重要的潜在获益和风险；

⑩受试者发生与试验相关的损害时，可获得的补偿以及治疗；

⑪ 受试者参加临床试验可能获得的补偿；

⑫ 受试者参加临床试验预期的花费；

⑬ 受试者参加试验是自愿的，可以拒绝参加或者有权在试验任何阶段随时退出试验，而不会遭到歧视或者报复，其医疗待遇与权益不会受到影响；

⑭ 在不违反保密原则和相关法规的情况下，监查员、稽查员、伦理委员会和药品监督管理部门检查人员，可以查阅受试者的原始医学记录，以核实临床试验的过程和数据；

⑮ 受试者相关身份鉴别记录的保密事宜，不公开使用，如果发布临床试验结果，受试者的身份信息仍保密；

⑯ 有新的可能影响受试者继续参加试验的信息时，将及时告知受试者或者其监护人；

⑰ 当存在有关试验信息和受试者权益的问题，以及发生试验相关损害时，受试者可联系的研究者和伦理委员会及其联系方式；

⑱ 受试者可能被终止试验的情况以及理由；

⑲ 受试者参加试验的预期持续时间；

⑳ 参加该试验的预计受试者人数。

（三）远程 / 电子知情同意的应用

1. 电子知情同意的相关法规

随着计算机信息技术和网络信息技术的发展和应用，临床研究中出现适应这些科技的知情同意方式，即电子知情同意（electronic informed consent，eIC）。美国健康与公共事业部人类研究保护办公室与 FDA 于 2016 年 12 月发布关于电子知情同意的指南《电子知情同意使用问答》（*Use of Electronic Informed Consent Questions and Answers*[3]）。该指南中明确提出了电子知情同意的定义，电子知情同意是指使用多种电子媒介，如文本、图像、音频、视频、网站、生物识别技术和读卡器等电子系统和程序，来传达研究相关信息，并获取和记录知情同意过程，为临床试验提供交互式服务的技术[4]。

该指南为从事生物医学研究的伦理委员会、研究者和申办者提供了使用电子知情同意的建议，并要求在实施电子知情同意时，可以使用各种方法来满足监管部门对知情同意和伦理审查的监管要求，以及对电子记录和电子签名的监管要求。

该指南为电子知情同意的使用提供了 16 个方面的建议，包括：

① 电子知情同意中的信息如何提供给受试者；

② 电子知情同意过程如何实施以及在哪里实施；

③ 如何以及何时回答受试者的疑问；

④ 可以采取哪些步骤以利于受试者理解所提供的信息；

⑤ 在研究过程中可以采取哪些步骤向受试者传达更多信息，包括研究中重要的新发现；

⑥ 电子签名如何用于电子知情同意；

⑦ 可以使用什么方法来验证签署电子知情同意的受试者身份；

⑧ 在儿科临床研究中使用电子知情同意应注意哪些特殊情况；

⑨ 受试者是否收到他们的电子知情同意副本，并能够方便地访问电子知情同意中所提供的材料和信息；

⑩ 可以采取哪些步骤以确保电子知情同意信息的隐私性、安全性和保密性；

⑪ 隐私保护授权（通常与知情同意文件关联）是否可以通过电子方式获得；

⑫ 研究者应向伦理委员会提交哪些电子知情同意材料；

⑬ 伦理委员会在电子知情同意过程中的职责是什么；

⑭ FDA 要求提交哪些电子知情同意文件；

⑮ 可以采取哪些步骤以确保信息系统中电子知情同意材料的归档；

⑯ FDA 在现场检查中需要哪些材料或文件。

我国目前没有关于电子知情同意的相关法规。《涉及人的生命科学和医学研究伦理审查办法》《药物临床试验质量管理规范》和《医疗器械临床试验质量管理规范》等法规，通常要求知情同意书为书面文件形式。

2023 年 7 月，国家药品监督管理局药品审评中心发布《以患者为中心的药物临床试验实施技术指导原则（试行）》[4]。该原则指出，为了使受试者充分理解知情同意的内容，保障受试者的权益，可考虑采用电子知情的方式。例如，可根据受试者特点选择视频讲解（应保留足够时间用于受试者和医生的双向沟通）等多媒体方式。为了满足受试者需求，不受限于时间和场所，可考虑采用远程知情的方式。

当试验采用电子知情或远程知情方式时，为了避免不熟悉（如老年人群）或者不会使用（如儿童和身体障碍者）电子方式的受试者的权益受损，应提前对受试者 / 监护人进行充分说明，如有必要，可以安排现场工作人员协助受试者完成电子知情，也可同时提供传统方式供受试者选择。当采用远程知情方式时，研究者应关注与潜在受试者的实时沟通，保证其在远程条件下充分理解内容。受试者如对知情同意书有疑问，研究者应保证他们可以联系到医生，同时应保证知情同意过程和所产生信息的保密性。电子或远程知情同意的记录保存应合法、合规并可溯源。如果采用电子签名，其设置应符合国内或国际的相关要求。

2. 电子知情同意的优势和特点

临床研究领域对使用电子知情同意作为补充或取代纸质知情同意，越来越感兴趣。电子知情同意可用于提供书面知情同意书中通常包含的信息，评估受试者对所提供信息的理解，并记录受试者的同意情况。获得知情同意的电子程序可以使用电子交互界面，这有助于受试者保留和理解所提供的信息。

此外，这些电子程序可以向受试者快速传递各种修改的信息或新信息，这些信息可能会影响他们是否继续参与研究的意愿。电子知情同意程序还有利于将所有电子知情同意数据及时存储至研究数据库中，并允许从远程位置及时收集受试者的知情同意书数据。

桑德拉（Sandra）[5]重点介绍了电子知情同意的特点及优势。她认为电子知情同意对于监测合规性、受试者的参与率以及整个研究的费用都具有重大作用。它能够以更加便捷、更加细心、信息充分、扩大参与等优势，给申办方、合同研究组织、研究者、伦理委员会提供诸多好处[6]。

西蒙（Simon）等[7]指出电子知情同意以便携、无纸化的方式，为受试者呈现可观的知情信息，不仅能够节约受试者的时间，而且能够实现电子化文件存储、有效的追踪随访、受试者在线学习以及对研究结果的了解。该文对交互有效性与多媒体促进受试者关于知情同意的理解与信心方面，做出了重要评估[6]。

3. 电子知情同意系统的开发应用

目前，国内外一些临床研究服务供应商开发了多种电子知情同意系统。下面是列举的部分电子知情同意系统。

（1）Medidata eConsent

Medidata eConsent 是 Medidata 公司提供的一种新型临床试验电子知情同意系统，符合监管规范，便于患者使用。无论是现场还是远程试验，该系统都能将患者入组流程自动化，并将入组患者信息直接导入电子数据采集系统，从而改进知情同意的跟踪管理，减少知情同意书错误，减轻研究中心和研究团队的管理负担。此外，它还提供通俗易懂的临床试验信息，以此打造更好的患者体验，并提高受试者依从性和患者参与度，同时提高临床试验效率。

（2）信华医药 ePConsent 解决方案

上海信华医药科技有限公司推出了电子知情同意（ePConsent）解决方案，通过将传统纸质形式的签署文件转换成电子文档或网页的形式签署知情同意，可以实现现场签署也可实现远程签署，更加具有灵活性。该解决方案符合 GCP 及相关监管法规要求，系统经过验证，严格保护受试者隐私，确保研究团队完整安全地使用数据，有完善的访问控制，具有稽查轨迹、全程数据加密、数据传输加密及持久保存等特性，同时保证受试者的体验。

（3）腾讯电子签

北京云巴巴信息技术有限公司为患者知情同意书电子签名，提供了腾讯电子签解决方案。该解决方案适用于医院门诊场景、住院场景每日签署的大量通知书、合同等医患双方文书，要求具有较高的法律效力，有效避免了医患纠纷。腾讯电子签提供安全的实名认证和便捷的移动签字能力。该技术也可应用于临床研究电子知情同意。

（4）Veeva eConsent

Veeva eConsent 是 Veeva 公司开发的电子知情同意系统。该系统具有更好的患者体验，让患者在自己的设备上直接方便地访问他们的研究文档。该系统通过在所有研究中使用一个电子同意系统，来减轻研究中心的管理负担。该系统可加快研究执行，加快知情同意书的创建和审查，具有较强的合规性、在线监控知情同意过程，完全可视化掌握知情同意状态。

（5）ClinConsent

ClinConsent 是 ClinConsent 公司开发的一款电子知情同意系统。该系统被设计用于合同研究组织（Contract Research Organization，CRO）、研究机构和医院，作为它们进行知情同意过程的电子化解决方案。ClinConsent 能够显著改善患者同意过程的效率，减少所需的时间，并且大幅降低文书工作的复杂性和规模。ClinConsent 确保知情同意和重新知情同意程序过程具有一致的用户体验，而且可作为独立系统运行，或与电子数据采集系统整合运行。ClinConsent 减少了知情同意文件管理和后续问题的风险，优化了申办者、研究者、伦理委员会的操作流程，改善了知情同意过程的可见性和透明度，提高了知情同意的合规性。

（四）个人信息隐私保护

1. 个人信息隐私保护的国际规范

（1）《赫尔辛基宣言》关于个人信息隐私保护的准则

《赫尔辛基宣言》一般原则的第 9 条规定，参与医学研究的医生有责任保护研究受试者的生命、健康、尊严、健全、自我决定权、隐私和个人信息。

同时，《赫尔辛基宣言》特别设定“隐私和保密”章节，其第 24 条规定，必须采取一切防范措施保护研究受试者的隐私和个人信息。

（2）《涉及人的健康相关研究国际伦理准则》关于个人信息隐私保护的准则

CIOMS《涉及人的健康相关研究国际伦理准则》（2016 版）第 11 条准则“生物材料及相关数据的收集、储存和使用”规定，生物材料的保管员必须通过一定的安排和程序，来确保与材料关联的信息具有保密性，例如可以把提供给研究者的数据进行匿名化或编码，或通过限制第三方样本使用权限等方式进行。生物材料代码的密匙必须由保管员掌管。

第 12 条准则“健康相关研究中数据的收集、储存和使用”规定，数据保管员必须通过一定的安排和程序，来确保与数据关联的信息具有保密性，例如可以把提供给研究者的数据进行匿名化或编码，或通过限制第三方对数据的使用权限等方式进行。代码的密钥必须由数据保管员保留。

第 22 条准则“健康相关研究中使用网络环境和数字化工具获取的数据”规定，当研究人员使用网络环境和数字化工具获取的数据用于健康相关研究时，他们应采取保护隐私的措施，以防直接暴露个人信息，或防止当数据集出版、共享、整合或链接时，个人信息被推测出来。研究人员应评估其研究中的隐私风险，并尽可能降低这些风险，要在研究方案中对剩余的风险做出说明。他们应在研究的全程预测、控制、监查和审查，数据的使用和交互影响。

研究人员应告知目标个人，他们的数据可能被用于网络环境下的研究：拟用数据和信息的目的和背景；保护他们数据的隐私和安全措施以及相关的隐私风险；即使安全措施会落实到位，仍可能存在所采取措施的有限性及隐私风险。

2. 我国关于个人信息隐私保护的相关法规要求

（1）《涉及人的生命科学和医学研究伦理审查办法》法规要求

《涉及人的生命科学和医学研究伦理审查办法》第一条即规定，该项法规的目的是保护人的生命和健康，维护人格尊严，尊重和保护研究参与者的合法权益。

第四条规定，涉及人的生命科学和医学研究应当尊重研究参与者，遵循有益、不伤害、公正的原则，保护隐私及个人信息。

第十七条规定，涉及人的生命科学和医学研究应当具有科学价值和社会价值，不得违反国家相关法律法规，遵循国际公认的伦理准则，不得损害公共利益，并符合保护隐私权及个人信息的要求。切实保护研究参与者的隐私权，如实将研究参与者个人信息的收集、储存、使用及保密措施情况，告知研究参与者并得到许可，未经研究参与者授权不得将研究参与者个人信息向第三方透露。

第十九条规定，伦理审查委员会重点审查的内容包括研究参与者个人信息及相关资料的保密措施是否充分。

第二十一条规定，伦理审查委员会批准研究的基本标准包括研究参与者权利得到尊重，隐私权和个人信息得到保护。

（2）《药物临床试验质量管理规范》和《医疗器械临床试验质量管理规范》法规要求

《药物临床试验质量管理规范》和《医疗器械临床试验质量管理规范》均对个人信息及隐私保护做出规定。

《药物临床试验质量管理规范》第七条规定，所有临床试验的纸质或电子资料应当被妥善地记录、处理和保存，能够准确地报告、解释和确认。应当保护受试者的隐私及相关信息。

（丁晋彪）

【参考文献】

［1］国家药品监督管理局，国家卫生健康委员会．药物临床试验质量管理规范［Z］．2020.

［2］国家药品监督管理局，国家卫生健康委员会．医疗器械临床试验质量管理规范［Z］．2022.

［3］FDA. Use of electronic informed consent in clinical investigations–questions and answers［Z］．2016.

［4］国家药品监督管理局药品审评中心．以患者为中心的药物临床试验实施技术指导原则（试行）［Z］．2023.

［5］Sandra S S. Key considerations for the adoption of eConsent for sites［J/OL］．（2018–03–23）［2025–06–30］．https://www.appliedclinicaltrialsonline.com/view/key–

considerations–adoption–econsent–sites.

[6] 胡蝶花，黄志军，阳国平，等. 临床试验电子知情同意：问题与展望[J]. 中国医学伦理学，2019，32(11)：1410–1416.

[7] Simon C M，Klein D W，Schartz H A. Interactive multimedia consent for biobanking：a randomized trial [J]. Genetics in Medicine，2016，18(1)：57–64.

第三章
新突发传染病背景下主要关切的问题

第一节 “平战结合”临床研究平台在新突发传染病研究中的应用

新突发传染病期间，快速研发有效的检测试剂、治疗药物、医疗技术、预防疫苗等，对保障人民生命安全和维护社会稳定非常重要。新突发传染病治疗药物和技术需要通过临床研究或临床试验，进行验证。临床研究的设计遵循 PICOS 原则，即患者 / 人群（population/patient，P）、干预 / 适应症（intervention/indication，I）、对照（comparison，C）、结果（outcome，O）、研究设计（study design，S），从研究对象、干预措施、对照、结果 / 结局和研究类型 5 个维度进行规范性限定[1]。干预因素应遵循世界医学大会《赫尔辛基宣言》的伦理原则，确保其对实施对象的充分知情、公平性、安全性、自愿性和可获益性。开展临床研究前，研究者需根据研究目的确定合适的设计类型，然后针对性地确定该项临床研究中具体的暴露 / 干预因素及其内容，规范实施后对目标暴露结局或干预效果进行分析，评估“暴露—结局”之间的关联强度或探讨“干预—效果”之间的有效性和安全性[1]。

以 COVID-19 科技攻关为例，国内外医务人员广泛开展了一系列临床研究，包括新药、中医药、干细胞、疫苗、创新疗法、医疗器械等防治 COVID-19 的干预性临床研究，以及流行病学调查、预测性生物标志物、预后分析等非干预性临床研究，为抗疫作出了重要贡献。

一、建立“平战结合”临床研究平台的战略意义

临床研究平台是客观评价药物、医疗器械安全性和有效性的关键支撑，主要开展药物、医疗器械和诊断试剂注册临床试验、研究者发起的临床研究和干细胞临床研究等。传统模式的临床研究平台难以有效应对新突发传染病的挑战，如 SARS、埃博拉、COVID-19 等，不能满足保障人民生命安全的需求，具体表现为应急机制缺乏、数据采集难和应急攻关项目实施受阻。以 COVID-19 疫情发生初期为例，一方面，抗疫急需的相关检测试剂、治疗药物、COVID-19 疫苗等攻关项目迫切需要开展；另一方面，传统模式的临床研究平台和常态化运行机制，难以保证应急攻关所需的人员、经费、设备、病房等要素迅速配置到位，加之疫情防控接触限制，严重影响了攻关项目的及时启动。因此，统筹常态运行与应急攻关双重需要，建立既能保证“平时”生物医药创新研究的常规需求，又能满足“战时”应急临床研究攻关需求的“平战结合”临床研究平台，变得十分关键。

二、“平战结合”临床研究平台的建设关键

（一）“平时”夯实基础、注重平战结合

1. 规范临床研究全流程管理

“平战结合”临床研究平台是在医院现有的“国家药物临床试验机构”“国家医疗器械临床试验机构”“国家干细胞临床研究机构”或“重大新药创制国家科技重大专项新药临床评价技术平台”等基础上，整合而成的综合性平台。平台平时应建立规范的全流程临床研究体系，涵盖项目科学性审查、伦理审查、药品 / 器械管理、生物样本管理、经费控制、人员配备、病房安排、档案资料、质量和风险管控及全生命周期信息系统，夯实临床研究能力。

2. 制定应急预案和应急演练

首先，平台平时应制定应对新突发传染病的应急预案，如《重大突发公共卫生事件下临床试验开展的 SOP》《重大突发公共卫生事件下机构现场办公及来访接待 SOP》《重大突发公共卫生事件临床研究伦理申请 SOP》《重大突发公共卫生事件下试验用药品应急管理 SOP》等。其次，应急预案应明确战时组织领导方式，是否由院长或分管院领导直接领导；制定应对原则和措施，是否由平台统筹安排和管理；建立联防联控机制，落实与临床、后勤、设备、信息、药学等多部门的协作，保障研究要素供应。最后，平台平时应定期开展应急预案的培训和演练，验证和优化应急预案的可行性，不断提升团队应急能力。应急培训和演练人员应涵盖研究者、伦理委员、质控员、药品管理员、研究护士、驻地临床协调员（clinical research coordinator，CRC）等临床试验专业人员以及后勤、设备、信息、药学等辅助科室人员。

3. 强化“数 + 智”临床研究技术支撑

电子信息技术快速发展和广泛应用，使平台“无纸化办公、信息化管理”成为可能。平台平时应建设好“数字化 + 智能化”临床研究技术体系，以应对新突发传染病带来的技术挑战，如数据采集难、研究受阻和疫情防控接触限制等。“数字化 + 智能化”临床研究技术体系应能覆盖临床研究全流程，包括立项、伦理、合同和经费审查，受试者知情、筛选和随访以及研究数据管理、质量控制、监查和稽查等。

“数字化 + 智能化”临床研究技术体系的组成建议包括适用“平战结合”模式的《医学伦理审查系统》《临床试验电子数据采集系统》《临床试验管理系统》《临床研究志愿者数据库系统》等，并将上述系统与医院信息系统（Hospital Information System，HIS）、实验室信息系统（Laboratory Information System，LIS）、影像归档和通信系统（Picture Archiving and Communication System，PACS）等系统进行对接，贯通医院内循环数据，实现立项、伦理审查、源数据采集和脱敏、受试者、药品、质控、经费等全流程管理，以有效解决临床研究数据采集难和信息孤岛难题。体系还应包括具备“战时”功能的《在线知情同意系统》《远程智能随访系统》《在线监查系统》《临床研究协同互助云平台》等，以打破受试者与研究者、临床研究监查员（Clinical Research Associate，CRA）与机构的疫情防控接触限制，实现临床研究数据实时同步和安全共享，保障临床研究不间断开展。

（二）“战时”整合资源、快速平战转换

1. 启动应急预案

新突发传染病暴发时，平台应积极启动应急预案，针对不同类型新突发传染病，出台具体的应对措施。以 COVID-19 应急攻关为例，在 COVID-19 疫情发生初期，平台应迅速启动实施应急预案。针对应急攻关研究项目设计多样、研究资源紧张等情况，加强战时立项和伦理审查力度，发布并实施《关于受理开展新型冠状病毒临床研究申请的通知》《新型冠状病毒临床研究伦理申请 SOP》《关于开展新冠肺炎临床研究项目备案的通知》《关于援 * 医疗队在 ** 医院开展新冠肺炎临床研究的备案要求》等文件，实现机构和伦理监管不缺位，规范和保障临床研究有序开展，有效防止临床研究资源挤兑。

2. 快速平战转换

“战时”聚焦应急攻关需求，实行平台统筹、合理配置，快速推进平战转换，迅速形成攻关合力。主要包括以下内容。

①研究任务转换：平台研究任务平时重点是组织开展医药产品注册临床试验，包括药物、医疗器械（含体外诊断试剂）临床试验，仿制药一致性评价及干细胞临床研究；“战时”重在整合全院资源，统筹推进检测试剂、药物、疫苗、新技术等各类应急攻关。

②组织协调转换：项目运行协调平时由项目负责人自行协调；“战时”由平台统筹协调。

③管理模式转换：项目运行管理平时依据常态化管理制度依规办事；“战时”遵循应急预案和相关制度，实行“遵循伦理，急事急办，超常规运行”。

④人员调配转换：项目研究人员平时由项目负责人自行分工；“战时”由平台统一调配。

⑤研究场地转换：研究所需病房平时由专业科室自行调配；“战时”由平台统筹配置。

⑥经费使用转换：项目经费管理平时实行项目负责人—管理部门—分管院长审批制；“战时”实行“一支笔”审批制度。

⑦工作方式转换：工作方式“平时”以现场工作为主，线上和远程方式为辅；“战时”以线上和远程方式为主，现场工作为辅。

3. 聚焦临床研究应急攻关

“战时”战时重在整合全院或依托政府、行业学会主导的全国性及区域性临床研究资源，统筹开展治疗药物、疫苗、检测试剂、治疗新技术等应急攻关，以应对新突发传染病的挑战，保障人民生命安全。基于“平战结合”机制，在战时迅速转换机构、伦理委员会线上工作模式，组织召开线上立项和伦理审查会议，审查批准应急攻关临床研究项目；组建临床研究攻关专班，涵盖临床、护理、药学、检验、统计、伦理、后勤等人员，保障应急攻关项目的迅速实施和快速研发，及时提供抗击传染病急需的检测、救治、预防等试剂及药物。

（三）武汉大学中南医院“平战结合”临床研究平台案例分析

武汉大学中南医院在国内率先提出“平战结合”临床研究平台建设理念，以“国家药物、医疗器械临床试验机构、国家干细胞临床研究机构”等技术平台为基础，通过“重大新药创制国家科技重大专项新药临床评价技术平台”建设实施，建立了规范的全流程临床研究体系，制定了切实可行的重大突发公共卫生事件系列应急预案和SOP。平台创新性地提出并实施了“临床研究数据一体化建设方案”和“临床研究智能远程解决方案”，建立了具有“平战结合”功能的“数字化+智能化”临床研究技术体系，很大程度上提高了平台的应急攻关能力。

该平台在COVID-19应急攻关期间，迅速启动应急预案，出台具体应对措施，聚焦应急攻关需求，快速推进平战转换，迅速形成合力开展临床研究攻关。平台在COVID-19疫情发生后的2个月内，率先组织召开线上伦理审查会议6次，审查批准COVID-19临床研究项目45项，备案了31项援鄂医疗队的COVID-19临床研究项目，及时开展了COVID-19临床特征分析、干细胞、母婴传播、检测试剂、瑞德西韦、托珠单抗、COVID-19疫苗等临床研究。截至2020年6月1日，平台累计支撑全院发表COVID-19临床研究相关研究论文180篇，数量位列全球第二。

该平台率先实施的干细胞、COVID-19疫苗、SARS-CoV-2检测和人工智能（Artificial Intelligence，AI）影像辅助诊断技术临床研究攻关，支撑了多款

COVID-19 疫苗、检测试剂盒、影像诊断软件和治疗药物注册上市，部分产品纳入《新型冠状病毒肺炎诊疗方案》和 WHO 紧急使用授权清单。例如，平台开展的“人脐带间充质干细胞（Umbilical Cord Mesenchymal Stem Cells，UCMSCs）治疗新型冠状病毒所致重症及危重症肺炎的临床研究”高质量研究数据，支撑吉林省拓华生物科技有限公司 I 类创新药“人脐带间充质干细胞注射液”获得中 / 重度急性呼吸窘迫综合征临床试验默示许可（受理号：CXSL2300152），为该产品的成果转化奠定了重要基础;《验证雾化接种重组新冠疫苗（Ad5-nCoV）具有良好的安全性和免疫原性》成果入选“中国 2021 年度重要医学进展”。

该平台支撑和孵化的研究成果，满足了不同场景的 COVID-19 疫情防控需求，提高了 SARS-CoV-2 检测效率，降低了感染率和死亡率，为科技抗疫和保障人民生命安全作出了重要贡献。

三、“平战结合”临床研究平台的建设思考

“平战结合”临床研究平台是面向人民生命健康，统筹常态运行与应急攻关双重需求而进行的大胆探索与创新，为应对新突发传染病事件提供了高效、经济的解决途径。然而，平台的建设不是一蹴而就、照搬硬套即可，“平战结合”运行机制和理念应当深入临床研究平台建设过程，不断实践和优化，循环往复，逐渐形成适合医院发展实际的“平战结合”临床研究平台。

（一）“战后”经验总结，提高应急能力

在新突发传染病背景下，“平战结合”运行机制、“数字化 + 智能化”临床研究技术体系、医学伦理委员会审查体系将得到全面检验，平台和研究团队应在每次新突发传染病应急攻关中总结凝练，不断优化应急预案，做实应对措施，并通过进一步培训演练，提高平台和研究团队的应急能力。

新突发传染病具有不可预测性、成因多样性、传播迅速性、分布差异性和危害严重性等特征，“平战结合”临床研究平台还需要在实践中不断完善。此外，随着人工智能、区块链等信息技术的快速发展，“数字化 + 智能化”临床研究技术体系还需要不断优化升级，不断拓展应用场景。

（二）平台推广应用，推进临床研究技术进步

“平战结合”运行机制填补了国内外空白，能有效提高传统平台的应急能力和临床研究质效，实用性强、推广应用价值高。由武汉大学中南医院“平战结合”临床研究平台所创新提出的“平战结合”运行机制、创建的“数字化＋智能化”临床研究技术体系和医学伦理委员会规范化审查体系，已在华北、华中、华东、西南等区域20家国家药物临床试验机构推广应用，在推动临床研究技术进步、节约资源方面发挥了一定的示范引领作用，但应用范围和场景还不够深入，作用还不够明显。未来还可通过举办国家继续教育项目、临床研究培训班等方式，加强培训、科普和宣传等工作，大力推广应用，以期发挥更大的效益。

（三）“数＋智”技术衍生的伦理监管问题

“数字化＋智能化”技术在临床研究领域的广泛应用，使电子知情同意、在线伦理监管等成为可能，同时也给伦理监管带来了机遇和挑战。

需要重点关注的是，知情同意是保护受试者权益的关键要素之一，电子知情同意需要完善的电子知情平台软件和监管政策体系作为支撑[2]。FDA将电子知情同意定义为：使用多种电子媒介，包括文本、图表、音频、视频、收听广播、互联网、生物识别设备和读卡器的电子系统和流程，以便传达与试验相关的信息并获得和记录知情同意的过程，并对包括研究者、申办方及伦理委员会关于电子知情同意的一些疑问进行了解答。欧美国家已经开始在临床试验领域应用电子知情同意，建立了较为完善的电子知情平台和软件系统，并初步形成了电子知情同意的指导原则和规范。然而，国内电子知情同意的实施仍然较少，且缺乏针对性法规依据和伦理审查的指导原则[3, 4]。探索国内电子知情同意的使用场景、优劣势和可行性，并基于伦理学原则建立电子知情同意的实践审查要点，以确保合法合规的开展电子知情同意非常必要。

此外，重点关注通过社交媒体方式获得知情同意、患者健康数据的隐私和所有权、研究者发布研究内容的真实性和公开性等战时伦理问题和法律风险，也是必要的[5]。

（四）应急攻关研究期间的人类遗传资源管理挑战

在新突发传染病应急攻关研究开展的同时，伦理事前审查和事中监管压力增加，新突发传染病致病机制往往需要关键生物标本的收集与检测，人类遗传资源的管理面临更为严峻的挑战。

应急攻关临床研究前期研究基础一般不够充分，以探索性研究为主，可能存在泛知情的情况，特别是涉及国际合作临床试验 / 研究时，需要采集、保藏、利用、对外提供我国人类遗传资源。因此，应当注意人类遗传资源管理过程，遵守法规要求且符合伦理原则。同时，应当尊重和保护受试者的隐私权，在获取充分知情同意的前提下，开展相关研究。此外，针对新突发传染病，医院应当建立快速审批机制，对应急攻关研究中涉及的人类遗传资源行政许可申请予以加快办理，以提高研究推进效率，为应急攻关保驾护航。

（黄建英，刘泽源）

【参考文献】

［1］王瑞平．临床研究规范设计 PICO 原则［J］．上海医药，2022，43（3）：67−72.

［2］刘凡，刘淼，曹江，等．真实世界研究的知情同意方式选择及数据保护问题探讨［J］．解放军医学院学报，2022，43（11）：1189−1193.

［3］乔雯俐，王思洁，赵心清，等．电子知情同意的发展现状与伦理审查要点分析［J］．中国医学伦理学，2022，35（2）：175−179，189.

［4］谭心，王晓敏，卢晓然，等．电子知情同意系统在临床应用中的挑战及改进建议［J］．中国医学伦理学，2023，36（1）：11−16.

［5］Wan J，Huang Y，Aljaafreh A A H A，et al. A Novel approach using social media to solve medical ethical dilemmas and legal risks in the emergencies of COVID-19［J］. AM J Bioethics，2020，20（7）：W12−W14.

第二节　疫苗研发及临床试验

突发传染病往往迅速蔓延，对全球公共卫生和经济稳定构成了巨大威胁。在这种紧急情况下，应急疫苗临床试验的紧迫性和重要性不言而喻。传染病的快速传播可能导致大规模感染和死亡，因此寻找有效的疫苗是控制疫情蔓延的关键一步。首先，应急疫苗临床试验可以迅速评估疫苗的安全性和有效性，从而为大规模接种提供可靠的科学依据。其次，临床试验是确保疫苗安全性和有效性的关键环节。如果在试验过程中发现任何问题，可以及时对试验疫苗进行调整和改进，以避免可能的风险和副作用。此外，通过临床试验，还可以确定最佳的疫苗接种策略，最大限度地减少疫情的传播。最后，应急疫苗临床试验的结果对政府和国际组织的决策至关重要。它们可以为政府提供科学依据，制定针对传染病的控制和防治措施，同时也可以协助国际社会协调合作，共同应对全球性传染病威胁。因此，突发传染病疫情下的应急疫苗临床试验不仅对个体健康和公共卫生至关重要，还对社会的整体稳定和发展具有重大影响，需予以高度重视和紧急推进。因为这些试验涉及人类受试者的生命和健康以及人类社会的公共卫生安全，伦理考量在应急疫苗临床试验中发挥着至关重要的作用。

一、突发传染病应急疫苗的临床研究及伦理审查

我国在针对突发传染病应急疫苗的临床研究实践中，一直有着较好的实践经验。2009 年甲型 H1N1 流感病毒全球暴发，各国纷纷启动了甲型 H1N1 流感疫苗的应急研发。在应对 2009 年新甲型 H1N1 流感疫苗的应急研发中，我国采用了举国体制，在疫苗临床试验设计上提出总体把控要求，即通过国家力量组织一批生物制品企业，协调全国的疫苗临床试验机构，承接应急疫苗临床试验，各机构伦理审查委员会紧急召开审查会议。所有的临床试验都在中国疾病预防控制中心指导下进行。国内共有北京科兴、华兰生物等 10 余家流感疫苗生产企业生产的甲型 H1N1 流感疫苗，同期进入临床试验，受试者达到 13300 多人。这

一系列的举措保证了我国在研制 H1N1 大流行流感疫苗方面的世界领先地位[1-3]。

2014 年，历史上最严重的一次埃博拉疫情于西非暴发，严重威胁全球公共安全。世界各国开始了埃博拉疫苗的研发及临床评价竞速。我国自主研发的重组 Ad5 载体埃博拉疫苗亟须在人体临床试验中，评价其安全性、免疫原性和有效性。2015 年，我国研究团队奔赴塞拉利昂，在塞拉利昂首都弗里敦（Freetown）的中塞友好医院建立了我国首个海外疫苗临床试验基地，并通过了塞拉利昂卫生部的临床试验批准和伦理审查，以及塞拉利昂药学会的现场检查，批准开展重组 Ad5 腺病毒载体的埃博拉疫苗临床研究。研究团队在塞拉利昂顺利完成重组 Ad5 载体埃博拉疫苗Ⅱ期临床研究，实现了我国在疫苗临床评价领域技术向国际输出的零突破，为该疫苗获得国家应急储备批准和免疫策略制定提供了关键数据[4]。荷兰阿姆斯特丹大学格罗布施（Grobusch）教授在《柳叶刀》（*Lancet*）发表专题评论："该临床试验成功解决了研究设计（随机与非随机）、试验运行和伦理审查（研究过程和文化背景）等多方面问题，为今后开展全球高度恐慌的传染病干预临床研究做出典范。"[5]

2020 年，COVID-19 疫情发生后，以企业为主体的科研攻关单位在国家决策激励下投入疫苗研发。在 COVID-19 疫苗研发中，政府并不直接干预企业微观行为，而是通过制度优势赋能企业，在有效实施国家战略的同时，保证创新活动自主性。因此，我国出现了以灭活疫苗、蛋白疫苗、腺病毒载体疫苗、鼻喷流感病毒载体疫苗和核酸疫苗五大技术路线新冠疫苗齐头并进的场面[6]。而灭活疫苗以其成熟的研发和生产体系进程最快，始终处于全球的第一方阵[7]。

在疫情暴发期间，疫苗的需求非常迫切，但疫苗的临床试验必须仍然遵循伦理原则。严谨高效的伦理审查无疑是开展突发传染病应急疫苗临床研究的前提和基础。在这些突发传染病疫情的应对中，许多机构伦理委员会采用了紧急审查会议对应急疫苗临床试验项目进行专项会审，多中心机构伦理联合审查等提高伦理审核效率、加速伦理审查过程的方式，并启用线上会议，或线上 / 线下会议并行等灵活机动的审查模式，在保障临床试验的公正、有利 / 不伤害、尊重原则的基础上，确保疫情期间可以有序开展临床试验。

二、应急疫苗临床试验风险的伦理评估和管理

由于预防性疫苗的受用群体一般为健康人群、易感人群，人群广泛，影响巨大，在此类传染病引起的重大突发公共卫生疫情下，应急疫苗临床研究的伦理审查必然存在一些不同于药物临床试验的特殊考虑，尤其是针对应急疫苗临床试验风险的伦理评估和管理。

（一）确定受试人群的潜在风险

疫苗试验通常涉及健康的受试者，但在某些情况下，疫苗试验可能需要招募高风险人群，例如在流行病暴发地区的医疗工作者。因此，伦理考虑需要充分衡量临床试验人群的健康风险，确保这些受试者的权益得到妥善保护，同时要平衡他们的自愿参与和个人健康风险，尤其注意不在紧急情况下，因为研究的需要在应急疫苗临床试验中纳入弱势群体或脆弱人群，使其承受比其他一般人群更大的个体风险。

（二）建立有效的不良事件监测和报告系统

由于疫情紧迫，临床前疫苗的动物研究可能不完全充分，尤其是安全性数据。人体临床试验则需要更加谨慎有序实施，且适当增加伦理对研究过程的审核和受试者不良事件的阶段性风险分析。针对受试者风险较大的临床研究（如首次人体研究或弱势群体研究），疫苗临床研究可设计为阶段性入组，并收集不良事件发生数进行阶段性不良事件报告，向伦理委员会递交，以便伦理委员会进行阶段性风险评估。

（三）制定风险管理计划和紧急情况处理措施

疫苗试验通常需要一个对照组，一个新疫苗通常以安慰剂为对照。1∶1的随机对照临床试验可以提供最佳的临床试验效能，以证实疫苗的保护效力。但在疫情风险很大的紧急情况下，人们可能因为疫情的威胁而不愿意接受安慰剂对照，或者当研究发现接受安慰剂的受试者面临过大的感染风险，而疫苗已经展示出一定的保护效力时，持续维持安慰剂组受试者队列可能会引起新的伦理

问题。这种情况下，可能需要采用一些替代性试验设计，如采用 cross-over 设计使安慰剂组能尽早接种可能有效的疫苗，或者采用适应性设计调整安慰剂组的比例等。这需要研究在启动前，制订合理的风险管理计划，提前规划临床试验方案调整的可能性，充分权衡科学严谨性和伦理可行性。

（四）风险沟通和信息披露的伦理考量

风险沟通和信息披露的首要原则是确保受试者的知情同意是自愿的。受试者必须明确了解试验的目的、过程、风险和好处，以便能够做出明智的决策。他们不应受到任何形式的强制或欺骗。研究团队应提供详细、适当和易于理解的信息，以便受试者能够全面了解试验信息，明确传达试验中存在的风险，并提供关于这些风险的详细信息。这包括潜在的身体健康风险、心理风险、隐私风险以及可能对受试者生活造成的影响。沟通应根据受试者的教育水平和文化背景进行调整，以确保其理解。信息披露应是一个持续的过程，而不仅仅是知情同意签署的一次事件。受试者应随着试验的进行及时获得关于试验进展和新风险的信息，并有权决定是否继续参与试验。这有助于建立信任，促进伦理实践，同时也有助于确保试验的科学严谨性和伦理合规性。

总之，疫苗临床试验的特殊性要求伦理审查委员会和研究团队特别关注受试者权益、试验设计、对照组选择、公平分配以及数据分享等方面的伦理考虑。在全球卫生紧急情况下，伦理原则仍然是确保试验的安全性和有效性的关键，但必须平衡紧急性和伦理要求之间的关系。

三、疫苗的紧急使用授权和后续监测

（一）紧急使用授权和紧急情况下的伦理考虑

我国 2019 年颁布的《中华人民共和国疫苗管理法》中“第二章 疫苗研制和注册”第二十条，应对重大突发公共卫生事件急需的疫苗或者国务院卫生健康主管部门认定急需的其他疫苗，经评估获益大于风险的，国务院药品监督管理部门可以附条件批准疫苗注册申请。出现特别重大突发公共卫生事件或者其他严重威胁公众健康的紧急事件，国务院卫生健康主管部门根据传染病预防、

控制需要提出紧急使用疫苗的建议，经国务院药品监督管理部门组织论证同意后，可以在一定范围和期限内紧急使用。

疫苗的紧急授权使用虽有法律依据，但因疫苗接种于健康人群且涉及受种人群广泛，能否作为应急疫苗大规模实施紧急接种，可能存在诸多伦理问题。首先，授权使用的疫苗应当基于公众的最大效益。这意味着要权衡疫苗的效果、安全性和紧急情况带来的风险，尤其是疫苗相关的不良反应或严重不良反应在不同人群中可能的发生率，疫苗保护和不良反应风险之间是否具有良好的风险平衡性。尽管在紧急情况下，可能没有充分的长期数据来评估安全性，但疫苗的短期安全性和副作用还是需要进行评估的，并在权衡短期风险和紧急情况下的潜在利益基础上做出决策。其次，即使在疫情紧急情况下，伦理原则要求公共卫生机构应当确保疫苗的分配公平和透明，以减少可能的不平等，确保不因种族、性别、社会经济地位或地理因素导致某些人群更容易获得疫苗，保证疫苗分配的公平性。此外，应急疫苗接种仍应当基于知情同意原则。公众应该获得关于疫苗的充分信息，包括疫苗的安全性、疗效和可能的副作用等。只有在明确知情同意、尊重个体意愿的情况下，自愿接种应急疫苗才是符合伦理的原则。当然，在紧急情况下，以上原则可能需要灵活应用，并根据特定的疫情和科学证据做出相应的决策。

（二）后续监测和安全性评估的必要性

在突发公共卫生疫情的情况下，紧急授权使用应急疫苗可能是必要的措施。然而，一旦疫苗开始大规模接种，后续监测和安全性评估是非常重要的。后续监测是为了跟踪接种人群中的安全性和有效性数据。这有助于及时发现潜在的副作用和其他风险事件。大规模疫苗免疫后的监测程序通常包括受种人员的主动报告、医疗卫生专业人员通过全国疑似预防接种异常反应（Adverse Events Following Immunization，AEFI）信息管理系统进行网络直报、大规模流行病学调查和医院就诊数据分析等。安全性评估的目的是进一步评估应急疫苗使用的长期安全性。虽然疫苗在紧急授权前可能已经进行了临床试验，但往往由于时间有限，无法完全评估其长期安全性。因此，在大规模接种之后，必须进行深入的安全性评估，以确认疫苗的长期安全性。

后续监测和安全性评估的数据对于维护公众的信任和疫苗接种计划的可持

续性至关重要。这些数据可以帮助监管机构和公共卫生机构了解疫苗的真实效果和风险，并根据需要采取进一步的措施。

（三）疫苗接种推广和公众沟通的伦理准则

虽然应急疫苗的接种应当遵循公平原则，确保疫苗在人群中的公正分配，不偏袒特定群体或利益，但应急疫苗推广，特别是疫苗可及性尚不能满足全体人群的早期阶段必然存在接种先后次序。弱势群体和高风险群体应保证优先接种。这可以通过制定明确的接种指南、优先考虑高风险人群、老年人和医疗工作者等方式来实现。

推广应急疫苗接种时，信息应该透明、准确和可靠。公众需要接受关于疫苗的科学基础、临床试验结果、审批程序和接种策略的清晰解释。应急疫苗的推广需要与公众进行积极有效的沟通，回应公众的关注和疑虑。公共媒体与专业健康工作者应协调合作，以确保回答准确和权威，展示专业性、诚信和透明的态度，以建立公众对疫苗推广的信任。并且，在与公众的沟通中，应承认并回应公众担忧，提供明确的信息以消除疑虑，并展示疫苗的益处和重要性。社区服务中心可以开展疫苗相关的教育活动和宣传活动，提供培训和知识，以增加公众对疫苗的认知和理解。这可以包括疫苗信息研讨会、讲座、在线培训等形式。此外，沟通策略应考虑到公众的多样性和特定需求。针对不同群体的语言、文化和信仰差异，差异化的沟通方法有助于确保信息的接受和理解。

总之，与公众进行沟通是应急疫苗推广的关键环节。尽管应急疫苗的推广具有紧迫性，但与公众进行沟通中的伦理问题仍然应引起重视。注重公平、知情同意、信息透明、安全监测和社会效益，可以帮助确保应急疫苗接种的伦理性和公正性。这有助于维护公众信任，提高疫苗接种计划的有效性和参与度。

四、国际人体挑战试验的实践对中国的启示

人体挑战试验（Human Challenge Trials，HCT）又称为受控人体感染模型（Controlled Human Infection Model，CHIM）或人体攻毒试验，是旨在通过志愿者主动感染病原体，以全面了解特定传染病的发病机制、传播、预防和治疗的

一种研究方法。用于评价疫苗安全性和有效性的人体挑战试验，通常是在可控的环境中，为健康志愿者注射一种候选疫苗，待其体内产生抗体后，为其注射特定剂量、满足药品生产质量管理规范（Good Manufacturing Practice，GMP）要求的目标病毒 / 细菌，或直接将志愿者暴露于传染源（如蚊子、寄生虫等）中，之后在隔离环境下对其感染的全过程进行观察和信息采集[8]。

与传统临床试验相比，人体挑战试验的独特优势在于能够标准化病毒的毒株和暴露方式、控制研究条件、精确暴露时间，从而控制混淆自然感染的因素，这是传统临床试验难以实现的。此外，人体挑战试验有机会在疫苗临床试验的早期阶段发现最有可能成功的候选疫苗，进而在大规模的临床试验中验证其有效性，能降低疫苗研发过程中的风险。这对于加快应对突发传染病应急疫苗的研发进程，具有十分重要的意义[9]。

（一）人体挑战临床试验在疫苗研发中的应用条件

目前，人体挑战试验在助推疟疾、霍乱、流感、伤寒、幽门螺旋杆菌、登革热等疫苗的研发方面发挥了重要作用[10-15]。英美是开展人体挑战试验评价在研疫苗最多的国家。

值得注意的是，并非所有疫苗的临床评价都适合采用人体挑战试验，需要合理评估实施价值和伦理监管规范。在实施人体挑战试验前，研究者必须确保参与者风险和利益的平衡，包括仔细考虑突发传染病的流行率和病死率等因素，并评估将人体挑战试验应用于疫苗临床评价中，是否比传统临床试验更有意义[16]。支持人体挑战试验开展的关键因素包括：安全的疫苗、高质量的挑战菌（毒）株、完善的志愿者招募机制、标准化的接种程序、正式批准的临床方案、可选择的治疗方案、专门的人体挑战试验设施以及伦理监管的认可。同时，人体挑战试验作为一种可能的疫苗临床评价方法，必须遵循传统疫苗临床试验的所有原则，包括获得伦理委员会的批准和遵守 GCP。因此，WHO 建议各国在实施人体挑战试验之前，建立完善的监管和伦理框架[17]。

此外，疫苗人体挑战试验的开展还需要具有完备的知情同意和补偿机制。志愿者对参与人体挑战试验的态度主要取决于他们对试验程序和感染后患病症状严重程度现实的了解，这凸显了在试验开始之前向志愿者提供准确和充分信息的重要性[18]。在招募人体挑战试验志愿者时，应避免提供过高的补偿金，以免对志愿者产生诱导作用，同时更要避免志愿者为了获得补偿金而隐瞒身体情况，导致不符合要求的志愿者入组。此外，还需要考虑志愿者的教育水平，确保他们是在符合体检和知情同意的要求后，自愿参与人体挑战试验。由于已被感染的志愿者无法随意退出人体挑战试验，因此在知情同意中需要明确志愿者中途退出及后续处理等问题[19]。

（二）中国对人体挑战试验的民意基础

目前，人体挑战试验在国内尚无应用。从客观来看，在我国开展人体挑战试验主要面临如下挑战：第一，由于我国群众具有传统的“身体观”，进行人体主动攻毒可能会在社会上引起巨大的舆论。第二，国内尚无支持人体挑战试验开展的相关规章制度。我国的临床研究科研人员普遍缺乏让健康人主动感染疾病的经验与实践，风险管理的能力不足。第三，缺乏针对人体挑战试验的完善的监管体系和伦理框架，以提供支持人体挑战试验的审查、监督和道德指导。而对于具有高风险的人体挑战试验，伦理审查要求会更加严格。

由于人体挑战试验涉及个体的身体和健康，因此公众对于这类试验的观点往往受到个人价值观、文化背景和伦理观念等因素的影响。对于这类试验的民意基础，也可能因地区和文化差异而有所不同。

在我国，开展针对应急疫苗的人体挑战试验民意基础，可能是多样的。从理想道德行为的角度看，参与人体挑战试验是一种具有高度理想道德行为的表现。他们认为这是一种为了推动科学进步和社会福祉而自愿承担风险的行为，这种理解基于个人对自愿参与、追求知识、服务社会等道德价值的重视和认可。从义务道德行为的视角来看，有些人可能会认为人体挑战试验是一种具有义务道德基础的行为，参与这种试验的个体是在履行对科学研究和医学进步的义务。他们相信这种试验有助于推动科学和医学的发展，从而造福社会和他人。然而，也有一些人可能会对人体挑战试验持保守或质疑态度，认为这种试验可能存在伦理风险和不平等的参与机会。他们可能强调个体的健康和安全权益，以及试验参与者的真实自愿和知情同意。

因此，人体挑战试验的民意基础涉及伦理观念、道德价值观和个人立场。

公众对于这类试验的态度可能因个人的道德观念、信仰、文化背景和伦理原则的不同而有所差异。在处理这类民意基础时，应该重视公众的关切，积极进行科普宣传、伦理审查和风险沟通，确保试验符合道德原则和伦理准则，并保护试验参与者的权益和安全。

（三）建立中国的相关法规和技术指南

人体挑战试验要在我国落地实践，必须获得政府监管机构的认可。各国都有相应的政府监管机构，负责监督和管理人体试验。这些机构通常负责审查和批准试验方案、监督试验的过程和结果，并确保试验符合伦理和法律要求。

此外，需要建立适用于我国的人体挑战试验伦理指南，以及制定针对人体挑战试验的特别伦理委员会和道德审查程序，专门负责审查和评估人体挑战试验的伦理问题。他们确保试验的科学合理性、潜在风险和利益的平衡，以及参与者的知情同意和保护隐私等，并在试验过程中监督和审查，以确保试验的合规性和参与者的安全。国际组织和科学团体发布了一系列关于人体试验伦理的指南和准则，如世界医学协会的《赫尔辛基宣言》、国际负责任研究创新联盟（International Responsible Research and Innovation Coalition，IRRIC）的《伦理指南》等。这些准则为各国提供了关于研究伦理原则和参与者权益的指导，并促进各国在伦理框架方面的一致性。

值得一提的是，针对人体挑战试验这类高风险研究，其中可能存在比一般临床研究更为突出的风险利益冲突，需要建立有效的管理机制。这包括揭示研究人员和相关机构的潜在利益冲突，确保试验的设计和实施不受不当利益影响，以维护试验的独立性和客观性。

这些监管体系和伦理框架旨在确保人体挑战试验的伦理性、科学性和安全性。通过审查、监督和道德指导，试验方能够遵循规范和标准，保护试验参与者的权益，促进可靠和具有意义的研究。

五、小结

总之，伦理考量对于应急疫苗临床试验是不可或缺的。在面临突发传染病疫情和公共卫生危机的情况下，应急疫苗临床试验的实施更需要依赖于伦理框架，以确保临床试验的道德合规性、保护受试者的权益和获得社会的信任。伦理审查委员会和监管机构在紧急情况下，应当加强其角色，确保试验符合伦理和法律要求。同时，政府和国际组织也需要制定紧急情况下的伦理指南和法规，以指导应急疫苗临床试验的进行。

应急疫苗临床试验伦理审查的严密性和透明度，确保试验设计和实施满足伦理准则的要求，保护受试者权益。首先，国家应提高公众参与和信息共享，加强公众对疫苗研究的参与和了解，加强科学分析和信息共享，提高公众对疫苗研发过程的信任和接受度。其次，随着应急疫苗的推广和使用，国家应确保对应急疫苗大规模接种的长期监测和安全评估，并及时采取措施处理新发现的相关风险。最后，加强国际合作和知识共享，可充分推动应急疫苗研究和实践的共同进步，为公众健康创建一个更安全、更公正的环境。

（李靖欣）

【参考文献】

[1] Wu J，Xu F，Lu L，et al. Safety and effectiveness of a 2009 H1N1 vaccine in Beijing [J]. The New England Journal of Medicine，2010，363（25）：2416–2423.

[2] Liang X F，Wang H Q，Wang J Z，et al. Safety and immunogenicity of 2009 pandemic influenza A H1N1 vaccines in China：a multicentre，double-blind，randomised，placebo-controlled trial [J]. Lancet，2010，375（9708）：56–66.

[3] Zhu F C，Wang H，Fang H H，et al. A novel influenza A（H1N1）vaccine in various age groups [J]. The New England Journal of Medicine，2009，361（25）：2414–2423.

[4] Zhu F C，Wurie A H，Hou L H，et al. Safety and immunogenicity of a recombinant adenovirus type-5 vector-based Ebola vaccine in healthy adults in Sierra Leone：a single-centre，randomised，double-blind，placebo-controlled，phase 2 trial [J]. Lancet，2017，389（10069）：621–628.

[5] Grobusch M P, Goorhuis A. Safety and immunogenicity of a recombinant adenovirus vector-based Ebola vaccine [J]. Lancet, 2017, 389 (10069): 578–580.

[6] WHO. 8 vaccines approved for use in China [EB/OL]. (2022–11–02) [2025–06–30]. https://covid19.trackvaccines.org/country/china/.

[7] Strategic advisory group of experts on immunization–SAGE (WHO). Evidence assessment: sinovac/CoronaVac COVID-19vaccine [EB/OL]. (2024–04–29) [2025–06–30]. https://cdn.who.int/media/docs/default–source/immunization/sage/2021/april/5_sage29apr2021_critical–evidence_sinovac.pdf.

[8] Baay M F D, Richie T L, Neel S P, et al. Human challenge trials in vaccine development, Rockville, MD, USA, September 28–30, 2017 [J]. Biologicals, 2019, 61 (9): 85–94.

[9] Sekhar A, Kang G. Human challenge trials in vaccine development [J]. Seminars in Immunology, 2020, 50 (8): 101429.

[10] Sheets R L, Fritzell B, Aguado D E. Human challenge trials in vaccine development: strasbourg, September 29 October 1, 2014 [J]. Biologicals, 2016, 44 (1): 37–50.

[11] Chen W H, Cohen M B, Kirkpatrick B D, et al. Single-dose live oral cholera vaccine CVD 103-HgR protects against human experimental infection with vibrio cholerae O1 El Tor [J]. Clinical Infectious Diseases, 2016, 62 (11): 1329–1335.

[12] Balasingam S, Wilder-smith A. Randomized controlled trials for influenza drugs and vaccines: a review of controlled human infection studies [J]. International Journal of Infectious Diseases, 2016, 49 (8): 18–29.

[13] Kirkpatrick B D, Mckenzie R, O'neill JP, et al. Evaluation of salmonella enterica serovar Typhi (Ty2 aroC-ssaV-) M01ZH09, with a defined mutation in the Salmonella pathogenicity island 2, as a live, oral typhoid vaccine in human volunteers [J]. Vaccine, 2006, 24 (2): 116–123.

[14] GrahamY, Opekun A R, OsatoM S, et al. Challenge model for helicobacter pylori infection in human volunteers [J]. Gut, 2004, 53 (9): 1235–1243.

[15] Rose A, Sekhar A. Bioethics of establishing a CHIM model for dengue vac–

cine development [J]. International Journal of Infectious Diseases, 2019, S74–S79, 84S.

[16] Sulmasy D P. Are SARS-CoV-2 human challenge trials ethical? [J]. JAMA International Medicine, 2021, 181 (8): 1031–1032.

[17] WHO. Human challenge trials for vaccine development: regulatory considerations, Annex 10 TRS No 1004 [EB/OL]. (2017–01–11) [2025–06–30]. https://www.who.int/publications/m/item/human–challenge–trials–for–vaccine–a10–trs–no–1004.

[18] Sauerwein RW, Roestenberg M, Moorthy V S. Experimental human challenge infections can accelerate clinical malaria vaccine development [J]. Nature Reviews Immunology, 2011, 11 (1): 57–64.

[19] Miller F G, Grady C. The ethical challenge of infection-inducing challenge experiments [J]. Clinical Infectious Diseases, 2001, 33 (7): 1028–1033.

第三节　同情用药

一、同情用药

（一）同情用药的定义和特点

我国于 2019 年 8 月 27 日发布的《中华人民共和国药品管理法》第二十三条首次从立法层面对同情用药进行了阐述：正在开展临床试验的用于治疗严重危及生命且尚无有效治疗手段的疾病的药物，经医学观察可能获益，并且符合伦理原则的，经审查、知情同意后，可以在开展临床试验的机构内，用于其他病情相同的患者。

根据该法中关于同情用药的阐述，同情用药具有必要性、特殊性、有限性、高风险性等特点。

1. 必要性

适用于同情用药的场景中，患者生命已经受到严重危及，且没有其他有效治疗手段，采用同情用药是为患者获得进一步生存乃至治愈的必要手段。

2. 特殊性

法规明确了同情用药并非常规诊疗，不能在正常情况下普遍应用。

3. 有限性

同情用药的适用场景非常有限，必须符合患者危重、无药可医、可能受益和开展临床试验的机构内用等一系列前提条件，且通过伦理审查，并非一种适用于所有患者各类疾病、各种时期的通用原则。

4. 高风险性

所用药物尚处于临床试验阶段，安全性、有效性未经完全证实，存在很多未知且不可控的隐患，危及患者生命或导致医患纠纷的风险高。

使用同情用药是为了无药可医且无法参加药物临床试验的重症患者，提供潜在的治疗与生存的希望。它的这些特点决定了其不仅适用于一般性的非受试者拓展临床试验性质的诊疗，更是面对传染病突发等紧急公共卫生事件的一种有效应对手段。

（二）国内外同情用药的发展现状

1. 国外发展现状

同情用药这一制度最早出现在美国。1987 年，FDA 正式建立同情用药使用机制，明确了同情用药的申请主体主要包括患者、医生、制药企业，申请条件需符合患有严重或危及生命的疾病，目前没有可替代的其他有效疗法且不符合药物临床试验的入组标准；该疗法已有的试验数据证明获益大于风险，向患者提供该试验产品不会影响其研发或上市许可；同时对各种情况的用药费用进行了明确的规定；根据用药人数划分为单个患者、中等数量患者、大量患者等 3 种不同监管类型，有较强的可操作性和可实施性[1, 2]。欧盟、英国、加拿大、澳大利亚和日本等国家和地区相继也出台了同情用药相关指导法规，明确适用标准、用药信息获取途径、申请主体及责任、申请程序、知情同意、费用承担、审批时限、意外损害赔偿、药品研发的保护等方面[3-7]。

2020 年 1 月，《新英格兰医学杂志》（*The New England Journal of Medicine*）报道，美国将吉利德公司原用于治疗埃博拉病毒，正在进行扩大适应症（SARS-CoV-2 感染）研究，但尚未获批准的试验性药物瑞德西韦在同情用药的原则下，用于治疗首例确诊为 COVID-19 患者，试用后患者病情出现好转[8]。这是近年来同情用药较为著名的案例，更是传染病突发事件中同情用药的经典案例。

2. 国内发展情况[9-11]

同情用药在我国官方发布的法规中称为“拓展性临床试验”，于 2017 年 10 月 8 日在国务院印发的《关于深化审评审批制度改革鼓励药品医疗器械创新的意见》中正式提出，对正在开展临床试验的用于治疗严重危及生命且尚无有效治疗手段的疾病的药品医疗器械，经初步观察可能获益，符合伦理要求，经知情同意后，可在开展临床试验的机构内用于其他患者，其安全性数据可用于注册申请。2017 年 12 月 20 日，《拓展性同情使用临床试验用药物管理办法（征求意见稿）》对同情用药的总则、基本要求、申请与审批等做出了规定。2019 年 8 月 27 日，《中华人民共和国药品管理法》第二十三条才真正意义上，为同情用药提供了立法依据。

2020 年年初，中国科学院武汉病毒研究所在体外抑制实验中，证实瑞德西韦能够作用于 SARS-CoV-2 进入细胞的后期阶段，以瑞德西韦在埃博拉病毒的

Ⅱ期临床试验中已证明其毒副作用可控为依据，根据同情用药制度，顺利获准直接开展Ⅲ期临床试验[12]。此次在重大疫情中应用同情用药制度，既是对突发重大公共卫生事件、保障人民生命和财产安全的积极应对，又是一个积极正面的案例，使同情用药在中国受到更加广泛的关注。

二、同情用药的适用条件

根据我国《中华人民共和国药品管理法》第二十三条对同情用药的阐述分析，其适用条件可以归结为以下几个方面。

适用对象：应为“严重危及生命且尚无有效治疗手段的疾病”的患者。

临床研发阶段：试验药物已经获得我国食品药品监督管理局药品审评中心审批，并已处于临床试验阶段。

经医学观察可能获益：同情用药的药物必须经医生认定可能对患者产生有效的治疗作用。

符合伦理原则：同情用药必须符合公正、尊重人格、力求使受试者最大限度地受益和尽可能避免伤害等伦理原则，并经伦理委员会审查同意。

范围控制：同情用药的拓展范围仅限在开展临床试验的机构内。

知情同意：参与拓展性临床试验的患者或者监护人必须签署知情同意书。

病情一致：拓展性临床试验的患者应当是与临床试验方案规定的受试者病情相同的患者，否则就超出了同情用药范畴，应按扩大适应症用药管理。

三、同情用药的分类

综合当前国际国内同情用药的实践情况，以及同情用药的场景和适用条件，我们一般按照临床受试者数量将同情用药分为单个患者同情用药、中等规模试验组同情用药和大规模群体试验组同情用药 3 种类型。

单个患者同情用药已经较为常见，是同情用药的基础类型，主要应用于患有罕见疾病、严重疾病终末期和处于严重危及生命状态，目前在成熟的、已知合法的治疗方法和药物中无法获得有效的诊断、监测、治疗手段的患者。这类患者及家属希望能够找到或者提前获得具有奇迹般治疗效果的药物，同情用药是其得到治疗或延长生存期的最后机会。

中等规模试验组同情用药一般指多于一个患者的同情用药，没有确切人数限制，通常是患有相同疾病的非受试者群体，同时希望提前得到同情用药治疗的场景。例如，美国为首例 COVID-19 患者遵循同情用药原则，试用了还在研究阶段的瑞德西韦得到治愈后，来自全球的 53 名重症和危重症患者分别使用该药，大部分患者症状得到改善。这 53 名患者的同情用药应视为中等规模试验组。

大规模群体试验组同情用药通常是针对已经发生了大规模危及群众生命健康的事件时，对其中的危重患者基于同情用药制度使用尚在临床试验阶段或已完成临床试验在等待上市的药物。此类同情用药的常见场景即为传染病突发事件，WHO 经与相关领域专家和刚果民主共和国磋商后，制定了一个题为“在监控下紧急使用未经注册的研究性干预措施”的伦理框架。迄今，已有 160 多名患者根据该框架接受了研究性治疗[13]。

目前，美国等同情用药发展较长的国家，基本按照此种分类进行相应的管理，但总体上仍以单个患者同情用药多见[2]。

四、传染病突发事件中，同情用药的伦理问题

根据本书的编写目的，本小节之后的内容将重点围绕大规模群体试验组这一适用于传染病突发事件的同情用药类型进行论述，分析研究我国同情用药制度，特别是在传染病突发事件下的伦理管理方面，可以总结以下几个主要的问题。

（一）管理体系设计上，缺乏实施细则

目前，我国关于同情用药的法律依据仅有《中华人民共和国药品管理法》第二十三条。该法第二十六条将同情用药的药品范围扩大到“公共卫生方面急需药品”，并继续强调应“药物临床试验已有数据显示疗效并能预测其临床价值的”。2017 年 12 月，国家食品药品监督管理总局药品审评中心组织起草了《拓展性同情使用临床试验用药物管理办法（征求意见稿）》，向社会公开征求意见，但是其内容也过于宏观，可操作性不强，此后也再无新版本发布。现有的《涉

及人的生命科学和医学研究伦理审查办法》和《药物临床试验质量管理规范》作为伦理管理领域的基础法规，并没有对同情用药相关伦理问题及其监管做出明确规定，配套的地方法规和医疗机构内部规定也基本空白。整体看，对于同情用药的具体适用条件、用药信息获取途径、申请主体及责任、申请程序、知情同意过程、伦理审查、费用承担、审批时限、意外损害赔偿、药品研发的保护等方面都没有提出具体的、具有指导意义的实施细则[14, 15]。特别是在传染病突发事件中，面对个例危重、传染性强的大范围暴发情况，“申请—审评”模式以及其他具有较长审批时限的模式比较不适用，不利于同情用药制度在传染病突发事件中的科学应用。同情用药制度这种缺乏指导细则的问题，会导致同情用药制度原本用于拯救生命、保护健康的目的，陷入法律困境。

（二）同情用药信息传播不畅

对于生命垂危且无有效治疗手段的患者，基于生存要求相当一部分愿意接受使用尚未上市的新药和新的治疗方案，以求获得治愈或更长的生存机会。但是，目前我国同情用药信息的传播和获取途径并不通畅，导致患者或医生没有办法第一时间获取药物研发信息。特别是在传染病突发事件过程中，环境背景紧张复杂、信息源众多，不但患者很难获得同情用药制度福利，还容易让违法获利者渗入其中牟取暴利。

（三）同情用药责任主体不明确

同情用药一方面是危重患者的一丝希望，但使用未上市的药品同时也是一种充满风险的科学挑战。如果出现意外，各方责任的划分是处置的关键。所以，如何界定参与各方职责与责任，做好事前评估和风险预测、完善防控机制，是保障同情用药制度顺利落实的前提基础。

但是，现有法规制度对于同情用药责任主体、申请主体均不明确，很容易陷入法律困境，使得为保护受试者权益关爱生命和保障人民健康的善举陷入医疗纠纷中。特别是在传染病突发事件中，大规模群体同情用药不同于常规药物临床试验注册研究，紧急状态下的同情用药过程中，不同角色的法律责任和义务不清楚，将存在很大隐患。例如，患者用药期间不幸病情加速恶化，却无法判断药物相关性；或者因为依从性差，而造成损害向医疗机构及企业进行索赔；医生因玩忽职守发生医疗事故而非药物安全性造成损害，企业为了牟利而进行研究数据造假等情况都会对参与方造成伤害，既影响同情用药制度的落实，也违背了同情用药制度建立的伦理初衷。

（四）申请与审批管理程序不明晰

对于同情用药，申请及审批程序最为关键，因为必须通过审批后才能实现同情用药的实施。但现有法规制度该部分内容不完善，无法满足各种类型同情用药的申请和审批，更难以应对传染病突发事件等紧急状态。此外，我国还没有明确由哪个具体部门主管同情用药的审批，更没有明确传染病突发事件下，大规模群体试验组同情用药的牵头申请主体。

五、传染病突发事件中，同情用药制度建设的建议

（一）完善同情用药管理体系

基于《中华人民共和国药品管理法》第二十三条关于同情用药制度的阐述，研究完善同情用药的管理体系，从法规层面指导和规范同情用药的具体实施，明确权威信息获取途径，规范分类管理与申请，组织指导责任划分、伦理审查和跟踪评估等具体实施环节，特别是明确责任和规范申请两大方面。

1. 明确各主体责任

完整同情用药过程包括政府、医疗机构、医生、患者、企业等主体。要保证同情用药制度落到实处，真正实现制度初衷必须明确不同主体的责任，使其既受法律保护也同时受法律约束。在传染病突发的事件中，提倡患者、医疗机构、企业多角色申请主体，更能增加同情用药制度的可及性。

（1）政府部门责任

目前，我国法律将同情用药视为一种临床试验的拓展试验，建议其审查主体与药物临床试验注册研究保持一致，由国家药品监督管理局药品审评中心负责对同情用药进行管理、监测和评估，特别是要制定和执行惩罚机制，对于报告虚假评审结果等行为，应按违法行为进行相应的惩处，情节严重的要撤销其

审评资格，造成损失的应承担相应的赔偿责任。公职人员玩忽职守，对于同情用药不履行评审职责、滥用职权、弄虚作假、捏造违反法规的数据内容也必须依法进行行政处分，情节严重要追究其刑事责任。

（2）企业责任

制药企业应向医疗机构及医生提供同情用药药物及其安全性报告、临床试验进展报告，帮助评估患者使用药物的风险受益比，并充分保障受试者的知情同意权。同情用药期间，制药企业有义务监测和报告药物不良反应，并按时向监管部门提交阶段性总结报告。参照国外同情用药制度支付费用问题的管理，原则上同情用药是由企业免费提供，但是为保障企业利益，鼓励企业承担社会责任。如果企业能够出具制造和运输成本等直接费用证明且经过监管机构批准，可以允许制药企业收取成本费用。建议同情用药制度可以在具体实施条例中，增加鼓励企业提供试验用药的条款，明确声明同情用药的数据结果不影响企业新药的审评审批过程，以此保障企业参与同情用药的积极性。若企业行为违反药品管理条例，或有伪造同情用药品前期研究数据、安全数据等违法行为，也应给予“同情用药”样品没收、罚金等处罚。

（3）医疗机构及医生责任

医疗机构及医生是帮助患者申请“同情用药”的关键角色，对患者病情也最为熟悉，应负责判断患者是否符合同情用药的适用条件，了解相关药物与患者体质的适配度，充分考虑药物对于不同患者的副作用。

医疗机构有义务严格培训医务人员遵守同情用药相关法规，确保在实施同情用药前，已按照正规伦理流程有效使患者或其监护人充分知情同意，明确告知患者的内容包括但不限于：该药品尚未被批准上市、用药后可能的获益情况，任何已知的风险和副作用，可能会出现的未知风险和副作用以及其他使用上市药品治疗的方案等。医疗机构还应在同情给药获得批准后，监督患者治疗、与药品生产商和监管机构共同监测不良反应、药物存储、完整地监测和记录患者病情进展。患者因医生或医疗机构过失导致在“同情用药”治疗过程中受到损害的，医疗机构应承担赔偿责任。医疗机构不得主动伪造或帮助患者伪造“同情用药”申请材料，否则应承担民事责任。同情用药事故中双方都存在过错的，各自承担相应的责任。医生或医疗机构严重失责造成患者死亡或者严重损害患者身体健康的，达到刑法关于医疗事故罪标准的，必须追究其刑事责任。

（4）患者责任

患者应充分了解同情用药的相关法律法规制度，了解自己的病情治疗进展，认真履行知情同意的义务，特别是要明确知晓同情用药的药品为未上市的新药，其安全有效性还未充分得到验证。

患者有责任按照申请程序在所规定的时间内，提交真实准确的资料数据，同时在充分的知情同意后签署知情同意书。因患者依从性差而造成的损害，应免除医疗机构责任，患者须自行承担由此带来的不利后果，并承担因此过错导致的相应医疗损害责任。如果患者获得书面纠正机会而没有及时纠正违法行为，扰乱医疗秩序且情节严重的，还应给予剥夺申请权利等更为严厉的处罚。

2. 规范申请程序

同情用药分为单个患者、中等规模和大型群体 3 种类型，又有常规和紧急之分，不能以一套流程笼统管理，应分别设置申请程序，划定申请主体，规范资料提交，限定审评方式及期限、跟踪管理和总结报告。其中，必要的提交资料应包括患者病情、申请“同情用药”的理由、已接受的治疗、用药情况（给药途径、剂量和治疗持续时间、药物不良反应等记录）、药品开发公司愿意免费提供药物的证明或者成本费的证明；安全质量的药物信息；足够的药理实验数据和药物代谢数据，确保给药方案的安全性；同情用试验用药所可能发生的风险小于疾病本身所带来的风险说明材料；药物生产企业的授权书同意监管部门查阅制备工艺、化学性状等（若必要）；经过医疗机构审查委员会批准的相关证明；患者接受同情用药的知情同意书面材料。完成审查后可获得“同情用药”的批准使用。治疗结束后，医生与企业联合确认向监管部门提供治疗结果的书面总结。

考虑同情用药过程中，各主体之间的利害关系，在保护患者和医疗机构的同时，也应保护制药企业的正当利益。当企业因临床试验早期生产能力不足无法提供足量药品，或对拟同情用药患者群体缺乏科学的风险 / 效益分析，以及同情用药已经导致患者出现不良反应或危险状态等情况时，企业有权选择限制、拒绝或中止同情用药。

（二）搭建同情用药信息平台

同情用药全过程应以公开、高效为原则，建议药品审评中心官方网站增设同情用药专栏，实时更新国内外新药临床试验动态，将同情用药从申请到审批再到应用所需的材料公开说明，确保医患及时掌握现有药物信息，对患者病情充分了解的基础上对官方公示药物信息进行合理判断，使其尽可能公平、及时、便捷地用上“救命药”。针对以传染病突发事件为代表的大规模试验组类同情用药，平台还应及时更新国外的同情用药信息，充分利用全人类的医疗成果。

（三）强化伦理监督

我国《药品管理法》第二十三条明确规定，“符合伦理原则，经审查、知情同意后方可开展临床试验”，充分的知情同意是不能忽视的关键环节，即使在紧急状态下也是如此。

1. 建立同情用药专项审查机制

医疗机构应建立同情用药的专项伦理审查机制，具备短时间内快速启动审查程序能力。同步建立同情用药伦理审查专家池，针对患者紧急申请，迅速选择专业经验丰富、有代表性且不存在利益冲突的专家，组织3~5人的快速审查，并可利用信息化手段实现线上讨论分析，在申请人提供充分的汇报及论述后，具备同情用药的条件和前期研究基础及证明的情况下先行开展用药，事后给予材料的补充，也利于伦理委员会的跟踪审查。

2. 明确伦理审查要点

（1）适用条件

应首先了解申请同情用药患者的病情和已经接受过的治疗，确认目前是否为尚无其他可替代有效治疗手段、申请同情用药品是否为临床试验阶段未上市药品，审查已有的安全性、有效性数据报告和风险受益比分析报告，确认经临床医学观察对受试者可能有的直接个人医疗获益。

（2）试验方案

重点审查同情用药的给药方案，包括药物机制、药物剂量、受试者安全性监测方案、严重不良事件的管理报告等，确认方案的科学原则和伦理原则。

（3）知情同意书及知情同意过程

知情同意书是伦理委员会重点审查内容之一。应书面明确同情用药申请的理由、目的及可能的必要性，以及通俗易懂的用药方案，明确同情用药为未上市正处在临床试验阶段的药品，安全性和有效性还没有被完全验证，存在风险。完备的知情同意能够在一定程度上避免医患纠纷和减少同情用药的滥用，所以管理部门应加大同情用药的科普力度，提高患者理性认知，确保患者充分的知情同意。患者及其家属有权了解同情用药潜在的风险，对于是否接受同情用药有权利做出自主选择。

（4）跟踪审查

同情用药跟踪方案是同情用药落实的重要保证，应重点审查并确保已根据用药风险明确跟踪审查频率及审查内容。医生应在跟踪审查报告中汇报同情用药患者的用药情况、是否发生不良反应、是否有违背方案事件、是否需要根据患者的病情修改用药方案、同情用药过程中的安全性数据、有效性数据总结等。

六、总结

综上，在我国《中华人民共和国药品管理法》第二十三条及《拓展性同情使用临床试验用药物管理办法（征求意见稿）》内容基础上，结合各国已有完善同情用药体系制度归纳总结同情用药制度的内涵、适用条件、分类、目前的困境以及建议，适用于传染病突发事件以及常态下同情用药体系的建立，更好地保障患者的健康利益。

（李海燕，洪雪）

【参考文献】

［1］仲宣惟，韩若斯，李波．美国同情用药制度对我国的启示［J］．中国药事，2020，34（12）：1414−1421.

［2］FDA. Expanded access［EB/OL］.（2020−03−16）［2025−07−19］. https://www.fda.gov/news−events/public−health−focus/expanded−access.

[3] 任磊，张丽杨，韩丹，等. 澳大利亚药品特别准入计划对完善我国同情用药制度的启示［J］. 中国药房，2020，31（12）：1409−1413.

[4] 韩桑莹，姚军. 美国欧盟的“同情用药”制度及其对我国的启示［J］. 医学与法学，2022，14（1）：72−77.

[5] 王乾，尹玉，蒋丰，等. 日本拓展性临床试验制度对我国同情用药制度的启示［J］. 中国药房，2023，34（9）：1038−1041，1075.

[6] 任磊，孙圆圆，舒丽芯，等. 基于域外经验对我国同情用药制度的研究［J］. 实用药物与临床，2022，25（9）：860−864.

[7] 谢丰婴，王岳. 论新型传染病患者用药可及性的法律保障制度［J］. 中国医院管理，2020，40（10）：1−5，10.

[8] Holshue M L，DeBolt C，Lindquist S，et al. First case of 2019 novel coronavirus in the United States［J］. The New England Journal of Medicine，2020，382（10）：929−936.

[9] 中共中央办公厅. 国务院办公厅印发《关于深化审评审批制度改革鼓励药品医疗器械创新的意见》［J］. 中国食品药品监管，2017（10）：9−13.

[10] 国家食品药品监督管理总局. 拓展性同情使用临床试验用药物管理办法（征求意见稿）［EB/OL］.（2017−12−15）［2025−07−01］. https://www.nmpa.gov.cn/xxgk/zhqyj/zhqyjyp/20171220170101778.html.

[11] 全国人民代表大会. 中华人民共和国药品管理法［EB/OL］.（2019−08−26）［2020−07−15］. https://www.nmpa.gov.cn/xxgk/fgwj/flxzhfg/20190827083801685.html.

[12] Wang M L，Cao R Y，Zhang L K，et al. Remdesivir and chloroquine effectively inhibit the recently emerged novel coronavirus（2019-nCoV）*in vitro*［J］. Cell Research，2020，30（3）：269−271.

[13] 世界卫生组织. 刚果民主共和国首次开始多种埃博拉药物试验［R］. 日内瓦. 2018−11−26.

[14] 国家卫生健康委员会科教司，国家卫生健康委员会，教育部，等. 涉及人的生命科学和医学研究伦理审查办法［Z］. 2023.

[15] 国家药监局，国家卫生健康委. 关于发布药物临床试验质量管理规范的公告［EB/OL］.（2020−04−27）［2025−07−16］. https://www. nmpa.gov.cn/xxgk/fgwj/xzhgfxwj/20200426162401243.html.

第四节　中医药临床研究

一、中医药防治传染病的历史与现状

（一）中医药防治重大传染病的历史与特点

自中华文明发祥以来，中华民族就同传染病做着坚持不懈的斗争，中医学在长期的实践中总结出了独特而有效的理论体系和实践经验，始终保护着人民的生命健康，取得了辉煌的抗疫成就。

中医药防治传染病早在先秦文献中就有相关记载,《黄帝内经》中即记载了“疫”“疠”的病名。据《中国疫病史鉴》统计，从西汉到清末，中国至少发生过 321 次大型瘟疫[1]。有学者提出中国历史上疫病有三个高峰，分别为汉末魏晋、金元时期和明末清初[2]。一部疫病史，也是中医的发展史。数千年与疫病搏斗的过程，孕育了中医史上灿烂的明珠——医圣张仲景撰写的著作《伤寒杂病论》，创立了六经辨证论治体系，为后世疫病的治疗奠定了基础。金元时期，战乱频仍，瘟疫多发，李东垣创普济消毒饮，活人甚众；明清时期，战乱、对外交流、水旱灾荒等因素导致瘟疫流行，医家承古创新、创立戾气学说、温病学说等诊治上的重大创新，更有隔离、消毒、保持个人卫生等预防传染病方面的重要认识[3]。

中华人民共和国成立之初，医疗卫生体系尚不完善，鼠疫、天花、流行性脑炎等传染病还未得到有效控制，在党和政府支持中医药振兴的大环境下，中医药多次在重大公共卫生事件中发挥了重要作用。20 世纪 50 年代先后在石家庄与北京流行的流行性乙型脑炎，在以郭可明、蒲辅周为代表的中医学家的直接参与下，很快被扑灭。2003 年，急性呼吸综合征迅速蔓延。在以国医大师邓铁涛教授为首的中医团队奋战下，广州中医药大学第一附属医院取得了“患者零死亡”“院内零感染”“患者零后遗症”的成绩。2009 年甲型 H1N1 流感肆虐全球，周平安、晁恩祥、姜良铎等中医专家投身一线临床，研制出“金花清感方”，疗效确切。2019 年年底，COVID-19 自武汉席卷全球，全国多地均派出中医医疗队驰援武汉，与西医同行共同奋战，有效改善了临床症状、减少了并发症、降低了病死率[4]。

中医历代医家在与疫病斗争的实践过程中，总结出了宝贵的中医抗疫思想，对当代防治传染病的工作具有重要的借鉴意义和参考价值，其特点如下。

（1）治未病

中医治未病理念早在《黄帝内经》中就已提出，涵盖了疾病的预防、救治及康复的全过程，可概括为未病先防、既病防变、瘥后防复三方面。

（2）养生扶正

中医学十分重视正气的作用，历代医家均提倡通过导引锻炼、精神调摄等方式来扶助正气，以治染病。

（3）避其毒气

中医学很早就认识到隔离、消毒对于防治传染病的重要性，据《睡虎地秦墓竹简·法律答问》，早在秦国时就有将麻风病患者集中隔离的规定。先秦时已有专门负责消毒、处理尸体的官员[5]。

（4）辨证论治

中医学通过对疾病病因、性质、部位及邪正关系等的细致观察判断其本质，再因证设法、依法组方，同时秉承三因制宜的原则，往往能取得良好的效果。

（二）传染病突发事件中医药临床诊疗与研究的现状

中医在中国历史上一次次抗击疫情的战役中取得的成就得到了人们的认可，国家层面出台的相关法律法规、指导意见，如《中华人民共和国中医药法》《中华人民共和国传染病防治法》《国务院关于扶持和促进中医药事业发展的若干意见》等均明确指出，要建立中医药在参与重大突发公共事件下应急网络和应急救助工作中的协调机制，提高中医药应急救助的能力以及防治重大传染性疾病的能力。

2006 年至今，国家中医药管理局先后确定了全国超 200 家医院作为中医药防治传染病临床基地建设单位，又在 2012 年成立了突发公共事件中医药应急工作领导小组，按照中西结合、整合资源、统一领导、密切配合的原则，协调指挥中医药系统参加突发公共事件应急工作。《“十四五”中医药发展规划》[6]指出，要促进中医药参与突发公共卫生事件应急体系建设，特别是要建设覆盖所有省份的国家中医疫病防治基地，并依托中医疫病防治基地组建中医疫病防治队伍。我国已逐步形成了以党中央为领导核心，统筹各级中医药应急基地，以各大医院为依托，以专业人才为基础的中医药防控体系。

COVID-19 疫情暴发以来，中医工作者积极投身临床一线，在治疗中总结经验，并努力克服资源短缺、样本量不稳定、临床实施难度大等难题，完成了诸多临床研究，为进一步完善诊疗方案提供了宝贵的经验。截至 2022 年 9 月 19 日，共有 204 个中医相关的临床研究在中国临床试验注册中心完成注册，其试验对象涉及从轻型到危重型，包含 4 种临床分型的患者，干预措施涉及中医药综合疗法（含辨证论治、自拟方、协定方和多措施干预等）、中西医结合疗法、中成药、针刺 / 穴位疗法、推拿和气功功法等[7]。

然而，中医药防治 COVID-19 的临床研究仍存在诸多问题，如研究多以回顾性队列研究、横断面研究、病例报告等证据等级较低类型为主，缺乏多中心、大样本、安慰剂对照、双盲设计的随机对照试验[8, 9]；样本量较少，难以达到足够的统计学把握度，结果可靠性不足；多数临床试验采取中西医结合的治疗手段，无法体现中医治疗的疗效；缺少具体明确的主次要结局指标和测量时点[10]，疗效评价指标多样，缺乏统一标准等。

总体来讲，中医药应对传染病疗效确切，但如何科学、规范地设计并开展临床研究，从而充分说明中医药的疗效、有效推广中医药的应用成为亟待解决的问题。中医药临床研究只有贯彻客观、科学、规范、循证的理念，遵循中医药发展规律，提高设计、准备和实施的质量，才能更充分地发挥中医药防治传染病的疗效，推动中医药事业高质量发展[11]。

二、传染病突发事件中医药临床研究面临的特殊伦理问题

（一）传染病突发事件中医药临床试验的伦理特点

自 COVID-19 暴发以来，中医药在疫情防治初期便得到国家政府部门及相关领域专家的高度认可[12]。COVID-19 疫情期间出台的《药物临床试验质量管理规范》《新冠肺炎疫情期间药物临床试验管理指导原则》，也为进一步规范中医药临床研究提供了制度保证与约束。

传染病突发事件属于中医学“疫病”范畴，其突发性、传播范围大、传播速度快、危害性强，以临床救治为第一要务等特点，使疫情期间的中医药临床研究面临窗口期短、时间紧迫、实施难度大等挑战[7]，对传染病突发事件的中医药临床研究伦理审查也提出了更高要求。传染病突发事件的中医药临床研究的伦理审查，在遵守国际和国内的伦理准则前提下，既要重点考虑中医药的自身优势和特点（如理论基础和临床实践），也要结合传染病突发事件的特殊性，具有以下特点。

1. 重点考察项目是否符合中医理论框架、体现整体观念

中医重视整体，“天人相应”的整体观是中医理论的内核，也是中医理论框架的基石。伦理审查需重点考察项目是否贯穿整体性原则，是否体现人与自然、社会与人体自身的和谐统一关系；重点审查中药方剂的方证对应性、方剂配伍的组方原则和整体性、安全性[13]，研究过程的连续性问题、患者知情与同意的统一问题等。

2. 重点考察项目是否贯彻中医“辨证论治”原则，体现中医思维

辨证论治在中医药临床研究伦理审查中的要点，与西医伦理审查有明显区别。中医药临床研究的审查应注重其内在逻辑，即是否符合中医药理念和规律，以及是否可能对不适宜的证候人群造成危害。审查应包括完整的理、法、方、药逻辑链，明确中医证型的细节。

3. 重点考察项目是否具备中医临床实践基础，采用中医药治疗手段

在应对传染病突发事件时，中医药临床研究应整合千年治疗疫病的传统知识与现代中医药研究和实践。伦理审查需要着重评估研究项目是否充分借鉴中医治疫的传统经验和现代临床实践，特别关注项目的临床实践基础，以充分考虑临床经验和安全性信息。

（二）传染病突发事件中医药临床试验存在的伦理问题

1. 辨证论治与知情同意获取的冲突

在传染病突发事件背景下，重症及危重症传染病患者由于无意识、认知障碍等，无法独自配合进行中医诊疗和临床研究。中医辨证论治原则要求根据患者的具体情况调整诊疗方法和药物选择，而传染病的特性在于病情进展迅速，

因此有时需要调整中医治疗方法而难以完全预先告知。此外，传染病突发事件通常伴随医疗资源紧张及隔离措施的影响，且受试者无法及时与法定监护人联系，这也增加了获得知情同意的难度。因此，在传染病突发事件中，知情同意的获取常与中医诊疗的时间和信息产生冲突。

2. 中药复方的研究设计和伦理评价

中药组方的安全性评估一直是中医药研究伦理审查的长期关注焦点。安全性是进行临床研究的重要前提，减少药物的不良反应在中药和西药研究中都具有普遍意义。不同之处在于中医药组方是经过长期临床实践形成的，具有复杂的成分和多靶点作用机理，且采用了个体化的治疗方法，这使确定有效成分和安全性变得困难且缺乏通用性。

在明确伦理审查需要考虑受试者的受益和风险的框架下，中药组方的个性化调整难以进行伦理评估。中医药辨证论治的独特特点要求在伦理审查过程中，不仅要审查安全性，还要审查证候标准的要求、理法方药之间的内在联系等与辨证论治和整体观有关的内容。伦理审查的复杂性和专业性等问题仍然需要进一步解决。

3. 中医药研究伦理审查制度仍待完善

中医药研究伦理审查不仅具有一般药物研究伦理审查的性质，还具有自身在历史发展中逐步形成的特点。尽管自 COVID-19 重大公共卫生事件暴发以来，中医药相关的临床研究数量可观，但传染病相关中医药临床研究仍缺乏相应的官方伦理规范。因此，现行的 2010 版《中医药临床研究伦理审查管理规范》需要根据我国传染病防治工作现状以及中医药临床研究的最新进展，进行更新和完善。中医药学科的专业性质要求伦理审查人员全面考虑辨证论治、整体观等中医理论相关的伦理审查内容，因此中医药研究的伦理审查需要更多的中医药专业人员参与，以切实保障受试者的权益与安全，建立高标准、切实可行的中医药研究伦理规范。

4. 中医药研究人员伦理意识有待提高

一方面，中医药证据链的建立不同于现代医学，而中医药临床研究的研究者多为临床中医医师，其对于传染病临床伦理审查规范及相关伦理概念的认识尚有不足。另一方面，在缺乏传染病相关中医药研究伦理规范的情况下，研究者缺乏传染病中医药研究伦理培训。这成为影响传染病突发事件下，中医药临床研究规范性和高效性的原因之一。中医药研究人员的伦理意识仍需要提高，同时伦理委员会在审查基础上的指导和跟踪审查等职能需要加强。

三、加强中医药临床研究伦理规范建设

（一）传承和创新相结合，完善知情同意程序

研究者在撰写知情同意书和告知患者知情同意时，应该重视知情同意中包含的中医药特点[14]，并使用大众能理解的通俗语言知情告知。临床研究开始后，研究者要开展对受试者知情同意的跟踪审查。因为中医药辨证论治的特殊性，部分研究进行过程中可能因受试者病情变化，需要调整治疗方案。这既是中医药特征的体现，也是对受试者安全的保障，故应加强试验过程中对受试者的病情监测，同时在撰写和签署知情同意前做好备案，告知受试者可能采取的变动方案，并体现在知情同意书上。如果临床研究期间临时调整治疗方案，导致和知情同意书内容不符者，应及时告知。

由受试者决定是否退出或继续进行试验。研究者应避免过度频繁更改治疗计划，以兼顾知情同意与中医辨证论治的需求。

（二）构建科学的中医药研究设计方案，建立中医诊疗效果评价指标体系

1. 加强对中药有效成分和作用机制的研究，采用序贯设计等科学的研究方案，更好地解决中医药方剂组方复杂导致的研究设计难题

现代中医药临床研究应在传统中医药体系的基础上，借助现代科学技术手段进行创新，通过挖掘历代医家总结的药性理论、组方原则、临床经验，为中医药新药临床试验提供借鉴。中医药临床研究也应借鉴现代医学研究方法，使其更具实证色彩。面对中医药方剂组方复杂性所引发的研究设计难题，研究者可以汲取现代医学研究方法的经验，采用科学的研究方案（如序贯设计），以更有效地解决这一问题。

2. 开发可量化的中医诊疗效果评价指标，加强中西医结合治疗效果评价的理论研究

为了更好地评估中医诊疗效果，中医药研究人员应致力开发可量化的中医评价体系，建立一套融中医的天人合一、辨证论治、理法方药特色于一体，又与现代科学接轨的临床研究方法，从而促进中西医结合治疗的发展与应用。

（三）构建中西医伦理融合的规范体系

1. 在传染病突发事件中，应建立中西医伦理规范对接机制，形成良性互补的中西医伦理规范体系

中医药伦理审查应注意中医药自身的特点和规律，建立具有中医药特色的伦理审查体系，在结合现代医学“辨病”的同时，也要重视中医辨证论治，强调整体，避免片面[15]。此外，还需兼顾传染病突发事件“以救治为先”的第一要义。

2. 优化伦理审查委员会的人员组织架构，增加中医药领域的专家与学者参与

传染病突发事件的中医药临床研究大多涉及中草药或中药方剂，故在中医药研究伦理审查中，应充分考虑中医药的特点，增加中医药专家，尤其是中药临床药师的参与，防止出现单一西医伦理标准下的误判。

3. 应建立中西医伦理委员会联合审查机制，在传染病中医研究中发挥协同监管作用

通过建立中西医伦理委员会联合审查机制，确保伦理审查的综合性和高效性；发挥协同监管作用，确保研究的伦理标准得到切实遵守，保障研究的安全性和合规性，从而更好地应对传染病中医药研究的伦理审查需求，促进中西医学的有机结合。

4. 制定传染病中医药研究伦理指南，作为中西医伦理规范的桥梁和纽带，促进中西医伦理融合发展

为进一步规范临床研究，不断加强伦理审查委员会的制度建设和能力建设，应制定传染病中医药研究伦理指南，建立我国中医药的临床研究伦理审查委员会建设和评估指南，进一步推动中医药临床研究规范发展。同时，指南也将引导中

西医学之间的伦理融合，促进研究的高质量、合规性和伦理可行性。这一举措有助于加强中西医伦理规范之间的联系，推动中医药研究在传染病领域的健康发展。

（四）提高中医药研究人员传染病的伦理意识

加强中医药研究人员的传染病伦理教育和考核，全面提高中医药研究人员传染病的伦理意识；鼓励各机构开展传染病临床研究伦理培训教育，向临床医生、临床研究员普及传染病医学伦理学知识。通过专题讲座、典型案例探析等形式，来强化医务人员的传染病伦理观念，提高医务人员的医德素养。

四、中医药临床研究伦理与监管工作建设的展望

（一）构建系统完备的中医药研究伦理监管网络

在医学临床试验研究领域纳入“人”这一受试对象后，伦理审查制度也随之而来。2011 年，世界中医药学会联合会成立伦理审查委员会。而后，在国家中医药管理局的委托下，世界中医药学会联合会伦理审查委员会主持中医药研究（Capability Accreditation Program of Ethics Review System for Chinese Medicine Research，CAP），并于 2014 年获得国家认证认可监督管理委员会的批准，升级为 CAP 认证。由此，CAP 认证成为我国存在的唯一合法的自主认证项目。随着中医药在国际舞台上日益受到关注，我国对中医药研究伦理审查日益重视，应在遵循国际通则的同时，结合我国文化风俗与具体国情，对我国中医药临床研究伦理问题审查技术等细节问题制定相关法律性文件，并建立第三方监察机制，提升中医药医学伦理审查委员会审查工作的质量。通过学习国际成熟经验，建立系统、高效的中医药研究伦理监管网络，确保研究过程合规合法；吸收国际通行做法，形成中西医伦理规范体系有机融合的新格局，使中医药研究更加科学化。

（二）发挥中医药在重大传染病防治中的作用

结合疫情的紧急性和传染病临床研究的特殊性，建立健全伦理审查的特殊规范[16]，使临床研究机构、伦理委员会和多中心临床研究伦理审查有机结合，在符合伦理原则与规范的同时，加快伦理审查程序，简化伦理行政流程[17]。面

对无特效抗病毒药的新发传染病，中医药学能够在总结历史疫病发生发展规律的基础上，提炼病因病机和治则治法，在疫情防控救治中作出重要贡献。我们应充分发挥中医药独特优势，严格遵守科研伦理，坚持科学立项，为一线防控治疗工作提供科技支撑，以积极应对 COVID-19 疫情，促进中医药领域伦理专题研究的发展。

（三）与国际接轨，共享中医药伦理监管研究成果

中医药是世界文化的瑰宝，推动中医药与国际接轨，加强与 WHO 等国际机构的交流合作，共享中医药领域研究成果，可进一步扩大中医药全球应用范围，增进人类健康福祉。中医临床研究者应加强与 WHO 等国际机构的交流合作，共同推进中医药伦理监管；推动建立国际中医药伦理监管标准，促进研究成果国际共享；举办高水平传统医学伦理学论坛，加强学术交流，能够不断完善整个组织监管体系，促进生命伦理良性运行机制的形成。

当今世界，各国人民命运息息相关、休戚与共，我国秉持人类卫生健康共同体理念，发挥中医药特殊疾病防治优势，守护全世界人民的生命健康安全。

（叶永安，李小科，张宁怡）

【参考文献】

［1］梁峻，陶广正，张志斌．中医药防治非典型肺炎（SARS）研究（一）中国疫病史鉴［M］．北京：中医古籍出版社，2003：6.

［2］张再良．疫病的三个高峰与中医临床的步伐［J］．上海中医药，2020，54（6）：1–5.

［3］杨必安，曹丽娟，姚鑫，等．中医历代防疫概说［J］．中医学报，2021，36（1）：54–57.

［4］谷晓红．中医疫病学［M］．北京：中国中医药出版社，2023.

［5］徐安龙，周立群．图说中医抗疫史［M］．北京：人民卫生出版社，2021：18–19.

［6］国务院办公厅．国务院办公厅关于印发“十四五”中医药发展规划的通知（国办发〔2022〕5号）［EB/OL］．（2022-03-03）［2025-07-01］．https://www.gov.cn/zhengce/content/2022-03/29/content_5682255.htm.

［7］朱萍，李嘉旗，邓宏勇．从新冠疫情防控看中医药防治疫情相关临床研究质量管理［J］．中国循证医学，2023，23（1）：94-98.

［8］孙艳君，张露丹，李楠，等．中医药治疗新型冠状病毒感染临床研究证据的范围综述［J］．华西医学，2023，38（4）：506-512.

［9］刘建平．新型冠状病毒感染中医药临床研究：证据现状、问题与挑战［J］．现代中医临床，2023，30（4）：12-16.

［10］杨鸣，张颖，董斐，等．中医药参与新型冠状病毒肺炎治疗的临床研究策略与方法思考［J］．中国中西医结合，2020，40（3）：283-286.

［11］余锋，信梦雪，刘南，等．新型冠状病毒肺炎中医药临床研究存在的问题及对策［J］．中医学报，2021，36（4）：683-686.

［12］宋昱军，鲁玉宝，王学习，等．2019新型冠状病毒肺炎的中医药治疗文献分析与展望［J］．中药药理与临床，2020，36（1）：18-22.

［13］张金钟．论中医药研究伦理审查的整体原则——中医药研究伦理审查特点研究（四）［J］．中国医学伦理学，2016，29（5）：733-737，743.

［14］张金钟．关于受试者知情同意的审查——中医药研究伦理审查特点研究（五）［J］．中国医学伦理学，2019，32（6）：695-700，711.

［15］叶冠成，王嘉铖，袁媛，等．中医药临床研究的伦理审查：政策演进与发展对策［J］．医学与哲学，2020，41（13）：31-36.

［16］周萍，李欣，杜严勇，等．基于德尔菲法的《突发传染病相关临床研究伦理审查及管理的特殊规范要求》研究［J］．中国医学伦理学，2021，34（9）：1172-1177.

［17］陈海萍，祖恩晴，唐燕，等．突发传染病相关临床研究伦理审查突出问题的总结与反思——基于文献综述的分析［J］．中国医学伦理学，2021，34（10）：1291-1295，1301.

第五节　其他创新性疗法

新传染病的暴发一直是全球卫生领域面临的严峻而持久的挑战。这类疾病往往具有高传染性和致病性。其“新突发”特点为短期内找到有效临床救治方案设置了巨大障碍，导致在应急情况下可能出现无药可用或可选药物极少的困境。因此，开发和应用创新性疗法对于缓解此类威胁至关重要。然而，新疗法的研究和应用必须严格遵循伦理原则，以确保患者权益和资源分配的公平性。

创新性疗法种类烦多，特别是近年来生物医药领域涌现出众多新疗法，包括单克隆或多克隆抗体药物、体细胞治疗、干细胞治疗、基因编辑治疗等。对于尚未上市的生物医药新技术，若经长期临床研究证明安全且具有一定疗效，美国等发达国家的主要实践模式是在通过医院伦理审查并获得患者知情同意的前提下，在本机构内开展此类治疗技术的临床应用。尤其是当常规治疗无法有效延长患者生命时，可根据患者意愿尝试使用未上市的免疫疗法。然而，在应急状态下，如何将创新性技术或疗法应用于可能获益的人群，是新突发传染病背景下伦理监管面临的核心挑战。在开展新疗法研究或治疗应用之前，知情同意是伦理原则的核心。患者应在充分了解所有相关信息的基础上做出决定。然而，在新突发传染病的紧急情况下，知情同意的目的、意义及获取方式本身都可能成为难题。为保障患者权益、确保创新性疗法的科学可靠度并最小化风险，应重点关注以下伦理问题：①创新性疗法的临床应用必须着眼于解决患者亟需解决的临床问题，并严格遵循患者利益最大化原则。这类疗法在伦理上面临的核心挑战在于其适用性（是否适合该患者/情境）、可行性（是否有条件安全使用）及有效性（是否有证据支持其可能获益）。②在新突发传染病背景下应用创新性疗法，其研究属性相对次要，更主要的是为救治提供可能的备选方案。虽然无法确保特定疗法的绝对有效性，但如果前期研究基础提示患者可能从中获益，我们建议伦理审查的原则应优先考虑患者的紧急救治需求，并在严格风险控制下允许其作为挽救生命的尝试性手段。③ 为应对新传染病暴发时的极端困境，政府和卫生机构可考虑建立紧急使用授权机制。该机制允许在严格监管和限定条件下，于患者知情同意（或在特定极端情况下，如患者丧失能力且无法及时获取代理同意）的前提下，使用尚未完全获批的创新性疗法，但应受到严格监管，包括：①限定使用人群，仅用于常规治疗无效或无选择的危重患者或难治性病例（例如，在 COVID-19 疫情期间，探索性应用干细胞、恢复期血浆、连续性血液净化等疗法）。②治疗过程中必须持续、严密监测患者病情变化和治疗反应，并据此动态调整治疗方案。③治疗结束后，需提供系统性康复护理并建立长期随访机制，以评估康复状况和远期安全性。④任何紧急使用授权机制下的疗法应用，其根本目的仍是保障患者安全与潜在获益。这要求即使在紧急状态下，也必须持续收集安全性及有效性数据，并接受严格的监管审查。

另外，新突发传染病的治疗资源通常匮乏，在分配有限的创新性疗法时，可能需要优先考虑那些生命受到最大程度威胁的患者。另外一些特殊群体可能更容易受到传染病影响，如贫困人群、移民或难民等，创新性疗法的开发和分配应考虑到这些脆弱人群。除此之外，全球一体化的现状要求在应对公共危机时进行有效的国际协作，不同地区、国家和组织应共享医疗资源，以确保所有受影响的地区都能够获得必要的治疗资源。但是，贫富差距巨大、医疗资源不均衡，严重阻碍了医疗资源分配的公平性。上述问题都值得关注。

针对新突发传染病创新性疗法的伦理涵盖知情同意、研究伦理、资源分配社会公平和数据隐私等众多问题，与常规临床工作中的伦理原则有一定的区别，在充分尊重患者利益的基础上，需要兼顾考虑新突发传染病的应急特点，也对实质伦理学提出了新的挑战，需要我们用创新性模式去考量。

（徐若男）

第六节　人类遗传资源保护

一、相关立法沿革

人类遗传资源是事关公众健康和生命安全的战略性、公益性、基础性资源。中国作为世界人口第一大国，拥有丰富的人类遗传资源。虽然开展生命科学研究的价值巨大，特别是在传染病突发事件中，但同时也存在不容忽视的生物安全隐患。因此，对人类遗传资源保护实现制度化、规范化十分必要。

早在 1998 年 6 月，科技部、卫生部联合制定《人类遗传资源管理暂行办法》，对人类遗传资源的管理体制、国际合作和出境活动的审批程序做出规定，开启了我国对人类遗传资源管理的序幕。

2019 年 7 月 1 日,《中华人民共和国人类遗传资源管理条例》正式施行，从加大保护力度、促进合理利用、加强规范、优化服务监管等方面，对人类遗传资源管理做出具体规定。

2020 年 10 月 17 日，第十三届全国人民代表大会常务委员会第二十二次会议通过《中华人民共和国生物安全法》，人类遗传资源保护首次被上升至国家法律层面，充分彰显了我国保障生物安全的决心与力度。《中华人民共和国生物安全法》是我国生物安全领域基础性、综合性、系统性、统领性首部基本法律，并成为新国家安全法体系重要组成部分。

在此基础上，为有效保护和合理利用我国人类遗传资源，维护公众健康、国家安全和社会公共利益，根据《中华人民共和国生物安全法》《中华人民共和国人类遗传资源管理条例》等有关法律、行政法规，2023 年 5 月 26 日科技部制定并公布了《人类遗传资源管理条例实施细则》，自 2023 年 7 月 1 日起施行。

二、相关具体举措和要求

《中华人民共和国生物安全法》是对我国生物安全相关法律法规的制度总结。它将过去的生物安全保障能力进行制度化的处理，强调国家生物安全防控体制建设，特别是对重大新发突发传染病、动植物疫情防控、生物技术研究、开发和应用安全、实验室生物安全、人类遗传资源与生物资源安全、生物恐怖与生物武器威胁等关键环节，加以重点规范。

其中，在第三章“防控重大新发突发传染病、动植物疫情”中，第二十七至第三十三条有明确规定，具体举措和要求如下。

第二十七条：国务院卫生健康、农业农村、林业草原、海关、生态环境主管部门应当建立新发突发传染病、动植物疫情、进出境检疫、生物技术环境安全监测网络，组织监测站点布局、建设，完善监测信息报告系统，开展主动监测和病原检测，并纳入国家生物安全风险监测预警体系。

第二十八条：疾病预防控制机构、动物疫病预防控制机构、植物病虫害预防控制机构（以下统称专业机构）应当对传染病、动植物疫病和列入监测范围的不明原因疾病开展主动监测，收集、分析、报告监测信息，预测新发突发传染病、动植物疫病的发生、流行趋势。

国务院有关部门、县级以上地方人民政府及其有关部门应当根据预测和职责权限及时发布预警，并采取相应的防控措施。

第二十九条：任何单位和个人发现传染病、动植物疫病的，应当及时向医疗机构、有关专业机构或者部门报告。

医疗机构、专业机构及其工作人员发现传染病、动植物疫病或者不明原因的聚集性疾病时，应当及时报告，并采取保护性措施。

依法应当报告的，任何单位和个人不得瞒报、谎报、缓报、漏报，不得授意他人瞒报、谎报、缓报，不得阻碍他人报告。

第三十条：国家建立重大新发突发传染病、动植物疫情联防联控机制。

发生重大新发突发传染病、动植物疫情，应当依照有关法律法规和应急预案的规定及时采取控制措施；国务院卫生健康、农业农村、林业草原主管部门应当立即组织疫情会商研判，将会商研判结论向中央国家安全领导机构和国务院报告，并通报国家生物安全工作协调机制其他成员单位和国务院其他有关部门。

发生重大新发突发传染病、动植物疫情，地方各级人民政府统一履行本行政区域内疫情防控职责，加强组织领导，开展群防群控、医疗救治，动员和鼓励社会力量依法有序参与疫情防控工作。

第三十一条：国家加强国境、口岸传染病和动植物疫情联合防控能力建设，建立传染病、动植物疫情防控国际合作网络，尽早发现、控制重大新发突发传染病、动植物疫情。

第三十二条：国家保护野生动物，加强动物防疫，防止动物源性传染病传播。

第三十三条：国家加强对抗生素药物等抗微生物药物使用和残留的管理，支持应对微生物耐药的基础研究和科技攻关。

县级以上人民政府卫生健康主管部门应当加强对医疗机构合理用药的指导和监督，采取措施防止抗微生物药物的不合理使用。县级以上人民政府农业农村、林业草原主管部门应当加强对农业生产中合理用药的指导和监督，采取措施防止抗微生物药物的不合理使用，降低在农业生产环境中的残留。

国务院卫生健康、农业农村、林业草原、生态环境等主管部门和药品监督管理部门应当根据职责分工，评估抗微生物药物残留对人体健康、环境的危害，建立抗微生物药物污染物指标评价体系。

在《中华人民共和国生物安全法》第六章“人类遗传资源与生物资源安全”中第五十三至第六十条有明确规定，具体举措和要求如下。

第五十三条：国家加强对我国人类遗传资源和生物资源采集、保藏、利用、对外提供等活动的管理和监督，保障人类遗传资源和生物资源安全。

国家对我国人类遗传资源和生物资源享有主权。

第五十四条：国家开展人类遗传资源和生物资源调查。

国务院科学技术主管部门组织开展我国人类遗传资源调查，制定重要遗传家系和特定地区人类遗传资源申报登记办法。

国务院科学技术、自然资源、生态环境、卫生健康、农业农村、林业草原、中医药主管部门根据职责分工，组织开展生物资源调查，制定重要生物资源申报登记办法。

第五十五条：采集、保藏、利用、对外提供我国人类遗传资源，应当符合伦理原则，不得危害公众健康、国家安全和社会公共利益。

第五十六条：从事下列活动，应当经国务院科学技术主管部门批准。

（一）采集我国重要遗传家系、特定地区人类遗传资源或者采集国务院科学技术主管部门规定的种类、数量的人类遗传资源；

（二）保藏我国人类遗传资源；

（三）利用我国人类遗传资源开展国际科学研究合作；

（四）将我国人类遗传资源材料运送、邮寄、携带出境。

前款规定不包括以临床诊疗、采供血服务、查处违法犯罪、兴奋剂检测和殡葬等为目的采集、保藏人类遗传资源及开展的相关活动。

为了取得相关药品和医疗器械在我国上市许可，在临床试验机构利用我国人类遗传资源开展国际合作临床试验、不涉及人类遗传资源出境的，不需要批准；但是，在开展临床试验前应当将拟使用的人类遗传资源种类、数量及用途向国务院科学技术主管部门备案。

境外组织、个人及其设立或者实际控制的机构不得在我国境内采集、保藏我国人类遗传资源，不得向境外提供我国人类遗传资源。

第五十七条：将我国人类遗传资源信息向境外组织、个人及其设立或者实际控制的机构提供或者开放使用的，应当向国务院科学技术主管部门事先报告并提交信息备份。

第五十八条：采集、保藏、利用、运输出境我国珍贵、濒危、特有物种及其可用于再生或者繁殖传代的个体、器官、组织、细胞、基因等遗传资源，应当遵守有关法律法规。

境外组织、个人及其设立或者实际控制的机构获取和利用我国生物资源，应当依法取得批准。

第五十九条：利用我国生物资源开展国际科学研究合作，应当依法取得批准。

利用我国人类遗传资源和生物资源开展国际科学研究合作，应当保证中方单位及其研究人员全过程、实质性地参与研究，依法分享相关权益。

第六十条：国家加强对外来物种入侵的防范和应对，保护生物多样性。国务院农业农村主管部门会同国务院其他有关部门制定外来入侵物种名录和管理办法。

国务院有关部门根据职责分工，加强对外来入侵物种的调查、监测、预警、控制、评估、清除以及生态修复等工作。

任何单位和个人未经批准，不得擅自引进、释放或者丢弃外来物种。

另外，在最新颁布并实施的《人类遗传资源管理条例实施细则》中，对人类遗传资源管理有更详尽的要求。其中，在第二章总体要求中，第八条、第九条和第十条分别对相关伦理审查、隐私和个人信息及权益保护、知情同意、合法合规性做了具体要求；第十七条针对公共卫生事件等突发事件涉及的人类遗传资源管理的行政许可也有明确规定，以上具体条目如下。

第八条：采集、保藏、利用、对外提供我国人类遗传资源，应当符合伦理原则，通过已在有关管理部门备案的伦理（审查）委员会的伦理审查。开展伦理审查应当遵守法律、行政法规和国家有关规定。

第九条：采集、保藏、利用、对外提供我国人类遗传资源，应当尊重和保障人类遗传资源提供者的隐私权和个人信息等权益，按规定获取书面知情同意，确保人类遗传资源提供者的合法权益不受侵害。

第十条：采集、保藏、利用、对外提供我国人类遗传资源，应当遵守科技活动的相关要求及技术规范，包括但不限于标准、规范、规程等。

第十七条：针对公共卫生事件等突发事件，科技部建立快速审批机制，对突发事件应急处置中涉及的人类遗传资源行政许可申请，应当加快办理。

对实施快速审批的人类遗传资源行政许可申请，科技部按照统一指挥、高效快速、科学审批的原则，加快组织开展行政许可申请的受理、评审、审查等工作。快速审批的情形、程序、时限、要求等事项由科技部另行规定。

（李劲彤，刘泽源）

第四章
传染病突发事件的应对机制及临床研究监管

第一节　传染病领域的法律法规概览

饥饿、瘟疫和战争是人类社会亘古面临的三大生存问题。人类的发展史也是一场对传染病的抗争史[1]，进入 21 世纪后，尤其是 2009 年以后，几乎每隔一年便会暴发一起地域性甚至全球性（新发）传染病流行大事件[2]。由于传染病传染性、流行性、反复性以及突发公共卫生事件紧迫性、无序性、破坏性等特点，而法治具有固根本、稳预期、利长远的作用，因此利用法治防治传染病尤为重要。在 COVID-19 疫情防控中，习近平总书记强调："疫情防控越是到最吃劲的时候，越要坚持依法防控，在法治轨道上统筹推进各项防控工作，保障疫情防控工作顺利开展[3]。"

一、我国传染病防治的法制进程

我国传染病防治的法制进程几乎同步于传染病防治进程。在古代，我国传染病防治法制主要涉及三方面内容：第一是环境卫生保护。殷商时期有禁止向街道扔垃圾的规定，西周设立了专门负责管理清洁卫生的职官，《汉律》将官员个人卫生纳入国家法律的范畴，《唐律疏议》规定了随便倾倒垃圾的处罚，宋朝要求定期疏浚河道、澄清过滤水源，明朝设置了专门维护道路卫生的清洁工人。第二是对传染源的隔离。秦朝《睡虎地秦墓竹简·法律答问》中规定“疠者有罪，定杀”，并设立“疠迁所”来安置麻风患者；西汉《汉书·平帝纪》规定“民疾疫者，舍空邸第，为置医药”；随后各朝代都设置了相类似的隔离场所，还包括公共墓地等。第三是传染病的治疗。自秦汉时期，各朝代都设立太医署或太医令等，承担传染病救治职责。清末，我国先后颁布《管理娼妓规则》《预防时疫清洁规则》《管理种痘规则》《预防传染病章程》《违警律》等规范[4]。

到近代，我国开始专门为传染病防治立法。1913 年，时值战争频发时期，为保障军队战斗力，北洋政府陆军部颁布《陆军传染病预防规则》，规则对疫情报告程序、传染病预防方法、军地协同关系等内容予以明确[5]。1916 年，北洋政府内务部颁布“传染病预防条例”[6]。作为民国时期第一部全国性传染病防治立法，条例明确列举了 8 种“法定传染病”，对于其他传染病则“由中央政府临时指定”是否需依条例规定进行管制[5]。同时，该条例规定了检疫制度、隔离制度、清洁消毒制度、疾病报告制度、交通检疫制度、尸体埋葬方法、违章处罚办法等[4]。1928 年，南京国民政府内政部亦颁布《传染病预防条例》，但仅是增加“流行性脑脊髓膜炎”为法定传染病[6]。1944 年，国民政府颁布《传染病防治条例》，增加“回归热”为第十种法定传染病，并将责任主体由“地方行政长官”变更为“卫生主管机关[6]”，内容上更加突出卫生主管机关的主动性及传染病预防工作的重要性[5]。为加强传染病防治综合治理，国民政府还先后颁布了《海港检疫章程》《传染病预防条例实施细则》《防疫人员奖惩条例》《种痘条例》《防疫人员恤金条例》《污物扫除条例》《捐资兴办卫生事业褒奖条例》等法律规范。其中,《种痘条例》明确每年 3—5 月和 9—10 月开展种痘工作，对于无特殊情况不参与种痘的小孩，政府有权给予其父母或监护人 10 元以下罚款[6]。

抗战时期，边区防疫形势严峻，特别是传染病防控。1932 年年初，中央苏区部分地区发生传染病，中央苏维埃共和国临时中央政府决定开展卫生防疫运动。7 月，中央革命军事委员会发布开展卫生工作的训令，将防治赤痢、疮疾、下肢溃疡和疥疮 4 种常见病作为卫生防疫保健工作的重点[7]；同年，中央内务部颁发了《苏维埃区域暂行防疫条例》《卫生运动纲要》，指导群众开展体育运动、增强体质、预防疾病[8]。为保障边区人民生命健康，1939 年 7 月陕甘宁边区政府颁布《陕甘宁边区卫生行政系统大纲》[9]；1942 年 4 月，边区政府决定成立联合防疫委员会，协调中央、军委、地方三大卫生系统全面开展防疫工作，并于同年颁布《陕甘宁边区防疫委员会组织条例》，明确防疫工作责任主体及职责分工等[10]。随后，防疫委员会制定《预防管理传染病条例》《管理传染病暂行规则》，将疫病分为"第一类"和"第二类"进行管理，明确各类传染病的具体处置办法和具体隔离期限[10]。此外，边区政府还先后颁布了《陕甘宁边区医务人员管理规程》《陕甘宁边区医师管理条例》《环境清洁扫除暂行规定》等法律规范[10]。

中华人民共和国成立后，我国先后颁布《种痘暂行办法》《交通检疫暂行办法》《民用航空检疫暂行办法》《轮船安全卫生条例》《铁路交通检疫实施办法》等。1955 年，卫生部发布《传染病管理办法》，首先对传染病进行分类管理，将传染病分为甲乙两类，并正式建立起传染病疫情报告制度[11]。1957 年，我国先后颁布《国境卫生检疫条例》《国境卫生检疫条例实施规则》。1960 年，全国病毒性疾病防治会议根据国内居民免疫状况，提出了加强过境检疫和免疫措施，建立过境天花免疫带。1962 年，卫生部修订《种痘暂行办法》，除婴儿出生 6 个月初种外，由原来的普种[12]调整为每年以片为单位轮流普种，每片隔 6 年普遍种痘一次，到 1982 年卫生部宣布我国不再实施牛痘疫苗接种。

改革开放后，我国传染病防治法治建设逐步快速发展，先后颁布《急性传染病管理条例》《预防接种工作实施办法》《国境口岸传染病监测试行办法》《全国计划免疫工作条例》《1982—1990 年全国计划免疫工作细则》《计划免疫工作考核办法》《国境卫生检疫法》《国境卫生检疫法实施细则》等。1989 年，在总结上海甲肝疫情防控经验的基础上，全国人大常委会通过《中华人民共和国传染病防治法》，标志着我国传染病防治工作进入了法治化轨道[13]。1991 年，卫生部颁布《传染病防治法实施办法》，系统确立了我国传染病预防、疫情报告与公布、控制和监督等法律制度，标志着我国传染病防治工作开始全面走上法治化管理轨道。2004 年，全国人大常委会针对"严重急性呼吸综合征"疫情防控存在的问题，对《传染病防治法》进行全面修订；2013 年，对《传染病防治法》进行修正，完善传染病病种的相关规定，进一步规范传染病疫情报告和公布制度，新设传染病疫情信息通报制度，构建起传染病预防制度，报告、通报和公布制度，监督管理制度，控制及救助制度，财政支持制度五类法律保障制度，并将传染病防治工作纳入国民经济和社会发展计划。

2025 年，全国人大常委会再次对《传染病防治法》进行修订，首次在总则中明确提出传染病防治要“坚持中国共产党的领导，坚持人民至上、生命至上”，并在原有甲类、乙类、丙类传染病的基础上增加了突发原因不明的传染病等其他传染病。同时，以专条形式界定了“属地、部门、单位、个人”四方责任，实现联防联控、群防群控，并提出要建设多点触发、反应快速、权威高效的传染病监测预警体系，要加强和完善常态与应急相结合的传染病医疗救治服务网络建设。为平衡公共利益与个体权益，该法首次明确规定了“解除措施”的法定程序，强化对公民权利的司法救济，并明确规定了采取甲类防控措施需经国务院批准，禁止超越法定权利实施管控，以及被隔离人员享有医疗救治、生活保障等权利。

《传染病防治法》颁布后，我国传染病防治法治建设进入充实与完善阶段，先后颁布《病原微生物实验室生物安全管理条例》《疫苗流通和预防接种管理条例》《重大动物疫情应急条例》等行政法规,《消毒管理办法》《传染性非典型肺炎防治管理办法》《突发公共卫生事件与传染病疫情监测信息报告管理办法》《医疗机构传染病预检分诊管理办法》《医院感染管理办法》等部门规章,《性病防治管理办法》《结核病防治管理办法》《艾滋病防治条例》《血吸虫病防治条例》等专类传染病管理相关法规,《动物防疫法》《国内交通卫生检疫条例》《血液制品管理条例》《生活饮用水卫生监督管理办法》《刑法》《刑法修正案》等传染病检疫、防治监督与处罚管理相配套的法律规范。

二、我国传染病防治的法制体系与内容

运用法治是推进我国传染病防治工作的重要手段。从传染病防治法制体系上看，自 1989 年《传染病防治法》颁布以来，我国逐步加强传染病防治法治化进程。据统计，截至目前，我国现行有效的、与传染病防治相关的法律有 22 部，行政法规 17 部，司法解释 1 部，部门规章 49 部，地方性法规 17 部，地

方政府规章12部，逐渐形成了以《传染病防治法》为主干,《国境卫生检疫法》《传染病防治法实施办法》《结核病防治管理办法》《艾滋病防治条例》等法规规章为分支的传染病防治法律规范体系。分析可知，当前我国传染病防治法制体系存在综合性立法与专项立法相补充、国家层面立法与地方层面立法相配合等特点。具体看来，我国既制定了《传染病防治法》《传染病防治法实施办法》等综合性立法，也制定了《动物防疫法》《生物安全法》《国境卫生检疫法》《艾滋病防治条例》等专项立法，既在国家层面制定了相应的法律法规与部门规章，也制定了符合自身实际与需求的地方性法规及规范。另外，从立法时间上看，除部分规范立法早以外，大部分规范都进行了及时的修订，能够更好地应对传染病防控。从传染病防治法制内容看，我国传染病防治法制体系主要涵盖以下内容。

1. 传染病预防

预防是传染病防控最重要也是最主要的手段。1978年，我国卫生部颁布《急性传染病管理条例》，首次以立法的形式确认了预防为主的方针。传染病的预防也是我国传染病相关立法的最重要原则之一。《传染病防治法》（2025年修订）第二条明确规定，传染病防治工作坚持中国共产党的领导，坚持人民至上、生命至上，坚持预防为主、防治结合的方针，坚持依法防控、科学防控的原则。同时，专章规定传染病预防相关制度，包括群众卫生活动、传染病传播媒介管理（特别是动植物）、交通检疫、公共卫生设施、预防接种、传染病监测与预警制度、医疗等机构感染防控、传染病菌种管理等制度。针对传染病预防制度，我国还制定了相配套的条例或规章。特别是在交通检疫、传染病传播媒介管理、传染病病种管理等方面，我国针对海、路、空，针对动植物、食品、进出口物品，针对实验室、血站、医疗机构等均制定了相对应的检疫规范，构筑起传染病预防的法制保障屏障。

2. 传染病防治管理

为更好地做好传染病防控工作，我国积极从传染病防控中汲取经验并及时上升为立法，确定了传染病报告、通报和公布，疫情控制，医疗救治，监督管理等多项传染病防控管理法律制度，并通过立法明确了责任主体与相关防治机构，形成了我国传染病防控的管理机制。《传染病防治法》（2025修订）以专章的形式规定了传染病疫情控制和医疗救治，明确规定了传染病防治的“四方责任”，提出要建立健全重大传染病疫情医疗救治体系、综合医疗救治体系，加强和完善常态与应急相结合的传染病医疗救治服务网络建设，实行预检、分诊、转诊制度，建立防治传染病急需的药品、器械优先审评审批制度、超说明书用药制度。

3. 传染病的医疗救治

我国《传染病防治法》对传染病进行分类管理，对确诊患者、疑似患者、密切接触者以及病原携带者等采取不同的治疗措施。针对艾滋病、结核病、血吸虫病等患病人数较多的传染病，我国还制定了《艾滋病防治条例（2019 修订）》《结核病防治管理办法（2013）》《血吸虫病防治条例（2019 修订）》等专门的传染病防治法规规章，细化相对应的防控举措。此外，我国现行立法还关注到传染病患者的治疗费用、生活保障、隐私保护以及传染病治疗技术支持等内容，通过法制为患者提供良好的医疗救治保障。

4. 法律责任

《传染病防治法》以专章规定的方式明确了传染病防治相关主体的法律责任，明确规定单位或个人违反法律规定，导致传染病传播、流行，给他人人身、财产造成损害的，应当依法承担民事责任。个人、相关机构与部门不履行传染病防控对应的法律义务的，应依法承担行政责任，构成犯罪的，还需承担刑事责任。此外，《突发公共卫生事件应急条例》《治安管理处罚法》《刑法》等也对传染病防控的法律责任做出了规定，确保传染病防控相关制度、举措等能够得到落实，从而有效防控传染病的流行。

（曹艳林，张可）

【参考文献】

［1］姚锦祥. 人类发展中的疾病魅影——读《疾病与人类文明》[Z/OL]. (2020-02-06) [2024-12-04]. https://mp.weixin.qq.com/s/nAyCi6IZ1TZVkEld-QSWlzA.

［2］夏恩强. 实现我国卫生健康治理体系和治理能力现代化的路径分析——以疫情防控新常态为视角［J］. 卫生行政管理，2021，39（5）：144-146.

［3］习近平. 全面提高依法防控依法治理能力为疫情防控提供有力法治保障［EB/OL］.（2020-02-05）［2025-07-08］. https://www.xinhuanet.com/politics/leaders/2020-02/05/c_1125535239.htm.

［4］王其林. 中国近代公共卫生法制研究（1905-1937）［D］. 重庆：西南政法大学，2015.

［5］刘桂桃. 民国时期三部重要的传染病防治法规［J］. 档案记忆，2020（3）：44-46.

［6］徐美英，柳为易. 民国时期官民联动传染病防治研究［J］. 西南大学学报（社会科学版），2023，49（3）：270-279.

［7］刘倩，刘付春. 中央苏区时期中国共产党纾解民困［J］. 文史春秋，2024（6）：4-10.

［8］钟晟，胡菊星. 中央苏区时期党的制度建设的历史考察及启示［J］. 党史博采，2023（20）：32-37，54.

［9］翁攀峰，李恩昌，吕一军. 抗战时期陕甘宁边区疾病防治工作的成就、经验及当代价值研究［J］. 中国卫生事业管理，2024，41（1）：101-105.

［10］王雄. 陕甘宁边区的防疫制度及践行研究［D］. 吉林：延安大学，2024.

［11］刘图其. 新中国成立初期党提高公共卫生防疫能力的实践探索及启示研究［J］. 湘潭大学学报（哲学社会科学版），2024，48（4）：25-30.

［12］中央卫生部种痘暂行办法［J］. 福建政报，1950（11）：120.

［13］健康报. 传染病防治法修订：把疫情防治经验上升为法律制度［EB/OL］.（2023-10-26）［2025-07-01］. https://mp.weixin.qq.com/s/QDER5opPdDx-FJzQIpLfOnw.

第二节　我国伦理审查制度的建设与发展

一、设立伦理审查制度的背景

国际上的伦理审查制度是在19世纪发生的一系列违背伦理的历史教训的背景下开始建立的。

当时，欧洲许多人体试验在国家政府机构的主导下开展的。研究受试者多为穷人、孤儿、精神障碍者，在试验中，未经过受试者同意的情况下让受试者感染淋病、梅毒、肺结核等传染病，大多受试者对研究毫不知情，也几乎没有获得受试者的同意。此类试验结果公开后，虽遭到媒体的批评，但研究人员的行为并未受到制裁。对致命的感染或外科手术试验的批评更多，但是研究者用“科学/医学的发展”来为风险极大的、涉及人的试验辩护：“停止试验，医学的进步也必定停止[1]。”

在第二次世界大战时期，德国纳粹医生进行了惨无人道的人体试验。1947年，纽伦堡国际军事法庭对犯下暴行的纳粹医生进行了审判，并形成了《纽伦堡法典》。虽然当时医学界已经通行医学研究风险最小化、知情同意等原则，但显然对这类不人道人体试验的约束力很差。《纽伦堡法典》是纽伦堡国际军事法庭决议的一个部分，是第一部规范医学科学研究行为的国际性伦理规范，明确提出了人体试验的十条道德声明。

由于纳粹暴行，国际医学专业组织也开始制订规范，用以规范涉及人的受试者的研究行为。世界医学协会于1964年发表了《赫尔辛基宣言》，作为涉及人类受试者生物医学研究中每位医生应该遵守的指南。在国家层面，许多医学团体肯定了一些基本的伦理标准。例如，1953年10月，英国医学研究理事会发表临床研究的声明，强调对研究方案应该进行伦理审查和研究人员负有保护受试者的责任。

当时，这些伦理问题留给研究人员处理。也就是说，这些规范主要依靠研究人员的自律。但是人们发现,《纽伦堡法典》《赫尔辛基宣言》以及已有的国家伦理规范显然对伦理学上得不到辩护的研究作用甚微。有一种观点甚至认为,研究工作很重要,为人类谋福祉,而且大家都这样做。

一些不合伦理的研究甚至政府也主导和参与其中。例如,塔斯基吉梅毒试验是美国公共卫生服务部进行的长期黑人男性研究,也是美国最声名狼藉的、长期侵犯研究受试者脆弱群体权利的例子。该研究由阿拉巴马州梅肯县的塔斯基吉研究所发起,开始于20世纪30年代。研究无治疗条件下的梅毒自然病史,试验一直持续到1972年,观察二期梅毒的自然病程共40年。受试者为梅肯县近400名贫穷的非裔美国人,他们对试验毫不知情,他们只知道如果死亡可以获得丧葬费。该研究并没有对美国医学科学共同体保密,到1943年美国性病处开始在全国使用青霉素对梅毒患者进行治疗,但是仍然没有考虑对塔斯基吉研究中受试患者的治疗。这些患者只被视为试验中的受试者,而没有想到对他们进行抗生素治疗。该研究第一次出现是在1972年的美国出版物上,发表后即引起了公众愤怒,致使健康、教育和福利部任命特别顾问小组,来检查该研究及建议如何保证此类试验不再发生。建议要求议会“成立永久性的组织,授权管理所有联邦资助的涉及人类对象的研究”。

历史的教训是深刻的,它时刻提醒全世界,即使是最有意识的研究者对于他们自己的设计方案,在没有外界强加的伦理约束他们的行为时,其后果也是危险的。规范的执行绝不能仅靠自律,必须存在一种外界的约束力量,即迫切需要来自研究者外部制度的实施,以此强有力地约束研究行为,保障受试者的权益。

因此,伦理审查制度的逐步建立成为许多国家的一项制度化的要求。

二、我国的医学伦理审查委员会制度化建设

(一)起步阶段

随着我国医学研究的迅速发展,以及国际合作日益增多,国际合作研究项目伦理审查的规范和要求推进了我国科研伦理的制度化发展。不过,由于国内尚无本土规范性制度建设,伦理审查委员会的工作只满足国际合作项目的需求,

而并不审查国内研究项目，这种情形形成了伦理判断的双重标准。

为了促进我国科研伦理的制度化建设，确保我国开展的涉及人体受试者的医学研究符合国际伦理规范，我国伦理审查的制度化建设逐步提上日程。

（二）组建与完善阶段

随着科研伦理的理论和实践发展，国际组织和许多国家都相继出台了相关法规、伦理规范和指南。越来越多的国家成立国家生命伦理委员会，特别关注科研活动中的伦理问题。2000 年，我国卫生部成立了医学伦理委员会。

1. 第一届伦理委员会（2000 — 2007 年）

第一届伦理委员会于 2000 年成立，主要职责包括医学和生命科学的理论研究、政策伦理咨询和论证、医学伦理学教育和培训、国际合作与国际交流。

2003 年，第一届伦理委员会参与起草了科技部与卫生部共同颁布的《人胚胎干细胞研究伦理指导原则》；2007 年，参与起草了卫生部颁布的《涉及人的生物医学研究伦理审查办法（试行）》。作为第一部与伦理审查相关的法规，该办法强调了知情同意和保护受试者的重要性，提出受益 / 风险评估的要求，开始了我国伦理审查委员会的制度化建设工作。

2. 第二届伦理委员会（2007—2015 年）

2007 年，卫生部颁发《涉及人的生物医学研究伦理审查办法（试行）》后，全国医疗卫生机构和研究机构伦理审查委员会的制度化建设推进得很快，但审查委员会的审查能力建设显然不足。为了解全国的医学伦理审查委员会制度化建设和能力建设的状况，2009 年卫生部和伦理委员会委托中国医学科学院—北京协和医学院生命伦理学研究中心牵头进行全国现状调研，对伦理委员会的工作进行评估。

调研发现医学伦理审查委员会存在的问题包括：①伦理审查委员会独立性的误解，独立性并非是伦理审查委员会与行政管理机构脱钩，而是强调伦理审查委员会在道德判断上的独立性，避免行政干预；②专业伦理人员匮乏，伦理学是一个宽泛的领域，包括元伦理学、规范伦理学、描述伦理学等。对伦理审查委员会委员的伦理培训应该着眼于与其专业相关的伦理规范和标准的培训，否则培训很难达到目标；③伦理能力培训中，培训质量的均质化存在问题，专业伦理学强调价值判断，但价值判断并非见仁见智；④认知上，研究者对伦理委员会的职责存在偏差，包括认为伦理审查是科研发展的障碍物，有种流行的观点认为所谓科研就是最大的伦理，伦理的职责就是为科研保驾护航！不应否认，伦理审查是从伦理的维度、从价值判断上的维度，来确保科研科技向善，保障研究参与者的权益和福祉；⑤所谓商业性“国际认证”存在的问题，我国伦理审查制度化建设的快速发展，一些商业化的、所谓的对伦理审查委员会的“国际认证”瞄准了中国市场。一些伦理审查委员会为加强自身建设、提升自我审查能力，积极推进在我国的“国际认证”。根据我国关于认证认可的相关条例规定，这样所谓的国际认证存在很多值得质疑之处。在全国的调研中，很多医疗机构也对所谓的国际认证提出了质疑，包括大大增加了审查委员会建设的成本、信息安全、国有资产流失等问题。第二届伦理委员会对存在的问题进行梳理。

3. 第三届伦理委员会（2015 年—至今）

第三届伦理委员会基于对全国实施《涉及人的生物医学研究伦理审查办法（试行）》情况的调研，对存在的问题开展分析论证、完善制度，于 2015 年开始对 2007 年《涉及人的生物医学研究伦理审查办法》修改，在 2016 年颁布。相较于前一版本，2016 年版本的主要修改部分包括：①法律层级提高至部长令；②明确机构、机构审查委员会（Institutional Review Board，IRB）、项目负责人等的法律责任；③修订了关于研究的定义；④审查标准细化和可操作性方面有加大修改。

2016 版本的《涉及人的生物医学研究伦理审查办法》进一步完善了我国医学研究的伦理审查制度化建设和能力建设。

在发展过程中，伦理审查实践出现“重程序伦理轻实质伦理”的倾向。不少医疗机构伦理审查委员会的能力建设集中在 SOP 的制定中，而忽视了实质伦理学的讨论。作为价值判断，伦理学并非仅仅依赖 SOP 可以做出判断，仅依赖 SOP 会将伦理审查引向教条化。

2018 年年初，针对重程序轻实质伦理倾向，国家卫生健康委员会曾益新副主任与中国医院协会刘谦会长就加强伦理委员会工作问题，进行了研究并提出建议。中国医院协会承担国家卫生健康委员会伦理委员会办公室职能，起草并颁布了《涉及人的临床研究伦理审查委员会建设指南》（以下简称《指南》）2019 版、2020 版、2023 版。《指南》着眼于推进生物医学研究专业伦理的理论以及对实践的指导，包括对独立性问题等定义进行澄清，区别“研究”与“治疗”，对“治疗误解”“临床均势研究”、公共卫生研究中的伦理学问题进行实质伦理学的分析，受益 / 风险的评估以及平衡问题等，并纳入了疫情暴发时期相关医学研究伦理审查，为特定时期的伦理审查提供参考。

2023 年,《涉及人的生命科学和医学研究伦理审查办法》由国家卫生健康委员会、教育部、科技部、国家中医药管理局四部委共同颁布。《涉及人的生命科学和医学研究伦理审查办法》坚持了 2016 年颁布的《涉及人的生物医学研究伦理审查办法》的基本原则和制度框架。不同点在于：①扩大伦理审查适用范围，按照行政隶属关系明确部门监管职责；②建立委托审查机制，允许委托有能力的伦理审查委员会开展伦理审查；③优化伦理审查规范，细化知情同意程序。

随着科研快速发展，第三届伦理委员会重点推进进一步完善伦理审查相关法律规定，将其制度和要求纳入国家法律法规体系，进一步巩固了在中国的伦理审查制度的法律依据和法律地位。

三、我国科技伦理审查委员会的建设

强大的新兴科学技术的发展有高度渗透性和融合性的特征，其应用前景也同样提出了许多重要的伦理问题，因此需要建立全覆盖的伦理治理体系。2019 年 7 月 24 日，习近平总书记主持召开中央全面深化改革委员会第九次会议并发表重要讲话，会议审议通过了《国家科技伦理委员会组建方案》。而在 2023 年 3 月，中共中央、国务院印发了《党和国家机构改革方案》，国家科技伦理委员会作为中央科技委员会领导下的学术性、专业性专家委员会，不再作为国务院议事协调机构，这一变化使科技领导工作更加步调一致。国家科技伦理委员会的建立是新时代科技伦理建设的里程碑，这一历史性的重大战略举措必将强有力地推动我国科技伦理建设，使之形成更完善的制度规范和更健全的伦理治理机制。

2022 年 3 月，中共中央办公厅、国务院办公厅印发了《关于加强科技伦理治理的意见》(以下简称《意见》)。该《意见》的颁发是为了进一步完善科技伦理体系，提升科技伦理治理能力，实现高水平科技自立自强。《意见》提出的五项伦理原则与国际科学共同体认可的伦理原则高度一致，这是与国际科技共同体对话的基础，对推动国际合作十分必要。

第一个原则是增进人类福祉。增进人类福祉作为科技伦理的首要原则，表明科技伦理的目标是捍卫科学共同体沿着向善的轨道往前发展，从价值判断的维度来保障科技的发展方向，确保科技真正以人为本，有利于促进社会和平和可持续发展，正所谓“科技向善”。

第二个原则是尊重生命权利。该原则体现在医学领域涉及人作为受试者的研究中，研究人员首先应基于这样的伦理承诺：开展研究是符合伦理的，通过尊重受试者的知情权、保密权、隐私权等措施，给予受试者最大限度的保护。此外，也应该考虑动物福利，涉及实验动物的研究中给研究人员赋予了善待实验动物的责任。为维护实验动物的福利，学界提出了动物实验 3R 原则：Replacement（替代）、Reducement（减少）、Refinement（优化）。替代原则倡导应用无知觉材料替代有知觉动物的方法，如利用组织学、胚胎学或计算机方法取代整体动物实验，以低级动物代替高级动物或用计算机模拟等；减少原则指在保证获取一定数量与精确度的信息前提下，通过选择优质动物、改进实验设计、规范操作程序等，达到动物使用数量的最少化；优化原则是指使用动物时，尽量减少非人道程序的影响范围和程度，优化饲养方式和实验步骤，在动物正常状态下取得真实可靠的实验数据。

第三个原则是坚持公平公正。公平公正原则强调了尊重宗教信仰、承认不同的道德共同体在文化和传统方面的差异，公平公正和包容地对待不同的社会群体，防止歧视，防止偏见。在涉及人的受试者研究中，公平公正原则还体现在对受试者的选择应该公平公正，纳入和排除的标准是出于科学设计需要，而不仅仅是出于受试者妥协的姿态或者是他们可能存在某种脆弱性而易得。研究的负担和受益的分配中应该公平公正，强调不能由一部分人承担参与研究的风险和负担，另一部分人享用研究成果（受益）。科研成果享用的公平公正，强调新技术的部署和使用，不应该仅仅由市场决定，特别是在医疗领域，国家和国家之间的合作要优于对市场的考量，要确保公众对新技术的可及和可负担。

第四个原则是合理控制风险。新兴的前沿技术研发使社会面临的风险具有高度不确定性，因此必须全面审慎地思考现代前沿新兴技术的功能，以具有前瞻性、负责任和审慎的立场对待新技术，尤其是对人类自身存在可能产生重大影响、极具争议技术的广泛应用的时候更是如此。

第五个原则是公开透明。现代科学技术具有非常广泛的渗透性，其与整个社会和公众都息息相关。因此，确保信息披露机制、确保公众的知情权、促进公众和利益攸关方的广泛参与，都是十分必要的；对科学技术的健康发展、公众对科学技术的理解和支持，都是十分重要的。

2023 年 10 月，科技部、教育部、国家卫生健康委员会等 10 部委共同发布了《科技伦理审查办法（试行）》（以下简称《办法》），通过对科学研究、技术开发等科技活动中的科技伦理审查主体、审查程序、监督管理等方面进行规范，强化科技伦理风险防控，确保科技创新活动的正确方向。

《办法》拓展了审查范围。此前，由于研究者对风险和伤害的理解存在局限性等，非干预性的研究活动曾被认为不存在重要的伦理问题，而无须进行伦理审查。随着科技活动的不断深入和拓展，人们也认识到某些观察性的研究也可能使研究参与者面临重大的心理和社会适应性方面的伤害。因此，《办法》指出，应依规进行科技伦理审查的范围包括：①涉及以人为研究参与者的科技活动，包括以人为测试、调查、观察等研究活动的对象，以及利用人类生物样本、个人信息数据等的科技活动；②涉及实验动物的科技活动；③不直接涉及人或实验动物，但可能在生命健康、生态环境、公共秩序、可持续发展等方面带来伦理风险挑战的科技活动；④依据法律、行政法规和国家有关规定，需进行科技伦理审查的其他科技活动。

《办法》在对涉及以人为研究参与者的科技活动定义中，包含了对研究参与者的非干预性活动，如调查和观察性的研究活动等。将非干预性的科技活动包含在定义中，能够有效避免对非干预性科技活动风险的忽视，有助于对研究参与者提供完善的保护。人类生物样本、个人信息数据等科技活动，从单个个体到大型队列，人类生物样本、个人信息数据常包含高容量、高多样性的生物、临床、环境和生活方式等信息，以及与其供者相关联的信息。这种联系能够显示出基因型和暴露因素间的关系，使样本的收藏具有重要意义。考虑到大量生物样本和数据信息的性质、敏感性和可识别性等情况，需要对数据采集、共享的、具体的、根据实证确定可能的隐私泄露风险和益处加以权衡，与个人信息保护法“保护”和“利用”同步推进的立法目的协调一致。前提还包括接受伦理审查，以确保它们是有价值的和适当的。将利用人类生物样本、个人信息数据的科技活动纳入伦理审查的规范，凸显了该问题的特殊规定性和遵循其特定伦理要求的重要性。

将生命健康、生态环境、公共秩序、可持续发展等方面带来伦理风险挑战的科技活动包含在伦理审查的适用范围中，是因为科技活动与社会和公众生活息息相关，是嵌入现代社会生活的方方面面的，公众也是这些科学技术最终的受益者和体验者。因此，公众越来越多地关注科技成果滥用和科学技术研发应用过程中，可能给人类带来的潜在风险。

科技伦理治理的重要职责之一便是探讨有效的应对策略，并通过伦理审查发挥应有的作用。长期以来，学者和社会一直呼吁建立全面的伦理治理体系，以覆盖科技活动的不同管理领域。《办法》的这一规定较好地回应了学术界和社会长期以来对规范壁垒及监管缝隙问题的关切，有助于确保伦理审查中伦理要求的一致性，具有重要的现实意义。

《办法》还列出了需要开展伦理审查复核的科技活动清单，包括：①对人类生命健康、价值理念、生态环境等具有重大影响的新物种合成研究；②将人干细胞导入动物胚胎或胎儿，并进一步在动物子宫中孕育成个体的相关研究；③改变人类生殖细胞、受精卵和着床前胚胎细胞核遗传物质或遗传规律的基础研究；④侵入式脑机接口用于神经、精神类疾病治疗的临床研究；⑤对人类主观行为、心理情绪和生命健康等具有较强影响的人机融合系统的研发；⑥具有舆论社会动员能力和社会意识引导能力的算法模型、应用程序及系统的研发；⑦面向存在安全、人身健康风险等场景的、具有高度自主能力的自动化决策系统的研发。

专家复核制度有助于打破“占先发展”[①]与“严密防范”[②]的刻板二分法，采

① 占先发展（proactionary）：采取无害推定的立场，认为若无明确证据表明某项新兴技术或科研活动的风险大于收益，即可先干起来再说。

② 严密防范（precautionary）：采取有害推定的立场，认为仅当有充足的证据表明某项新兴技术或科研活动并无危害的情况下，其才应被允许。

取“积极谨慎、分类治理”的立场，充分考虑了前沿科技活动的风险具有不确定性的特点。对清单的动态调整意味着定期审视科技活动的政策，为伦理上可接受且监管适当的科技活动提供指导，包括避免对科学和伦理方面可以得到辩护的研究造成障碍的可能性，以适应科技活动的迅猛发展和社会价值的变化。

我国伦理审查的制度化建设和能力建设的发展，在规范科研和学术活动、促进科技进步和社会发展以及促进国际交流与合作，已经发挥了重要的作用。

（翟晓梅）

【参考文献】

［1］Shoemaker J V. Address on practical medicine［J］. JAMA，1884，Ⅱ（19）：513–520.

第三节 目前我国传染病突发事件中的伦理监管举措

我国传染病突发事件中，伦理审查委员会既要考虑国际和国内相关紧急情况下医学研究的紧急性，同时也要考虑伦理审查的规范性。

一、审查特点

与常规研究项目的伦理审查相比，传染病突发事件的医学研究项目的伦理审查有如下特点：①研究者的时间成本不同。对于大多数常规情况下的医学研究而言，花费额外几个月时间进行详尽的审查几乎不会带来更多成本，但是紧急情况下的医学研究，延迟几个月甚至仅仅数日数周可能导致研究失去价值。②伦理审查的响应时限不同。在传染病突发的紧急情况下，医学研究不仅仍然要和常规医学研究一样，满足所有法规和伦理要求，还具有时间紧、任务重的特性。这就决定了传染病突发事件紧急情况，很难适用常规审查时限的要求。③受试者的脆弱性可能增加。相较于常规状态，紧急情况下的医学研究中，研究参与者的脆弱性相对增加，研究参与者的脆弱性遭受不当利用的风险增加，需要伦理审查委员会对此特别予以关注。④为医学研究尽快开展，必须降低伦理标准的错误观点盛行。伦理审查委员会必须坚持科学上和伦理学上的高标准，不应以妥协伦理审查标准作为提高效率的代价。⑤医疗需求与研究需求的平衡。当社会环境处于一种相对无序状态中，医疗资源挤兑以及社会进入紧急状态时，公众可能陷入恐慌。这就导致研究者和研究参与者、研究者与社会的关系充满挑战。要对可用于医学研究和救治患者的资源加以平衡，首先须满足医疗需求。

二、审查程序

我国传染病突发事件情况下医学研究的伦理审查，一般不适用于简易审查程序。简易审查程序既不适合研究方案的初审，也难以胜任紧急情况下的复杂权衡。

由于情况紧急而将研究参与者置于研究所致的潜在风险之中，或者为了未来患者的利益而使当前研究参与者承担不应有的风险和负担，都是不公正的。在传染病突发的紧急情况下使用简易审查，会导致公众普遍丧失对紧急情况下医学研究的信任。因此，我国传染病突发事件下的医学研究的伦理审查，一般不适合使用简易审查程序。

在传染病突发的紧急情况下，能够适用于简易审查的情况只有一种，那就是对已经获得伦理审查委员会批准并在批件有效期内的医学研究，在其处于传染病突发等紧急情况时，如果研究人员根据临床具体情况，认为需要改动这一经过审查批准的初审方案，但这一改动并不增加研究参与者的风险，也不影响研究参与者的意愿且不改变研究设计科学有效性时，可以使用简易审查。

三、审查方式

目前，我国传染病突发事件下的医学研究伦理审查，视频会议或网络会议审查应当被视为有效的会议审查。

具体而言，在传染病突发等紧急情况下，特别是在出现重大疫情暴发风险时，由于时间的紧迫性，在审查方式上，伦理审查委员会采用网络会议及其审查程序，包括采用电话会议审查等形式，都应该视为有效的会议审查。

伦理审查委员会应预先制定出现重大疫情风险时，进行相关医学研究伦理审查的程序。伦理审查委员会可以设置紧急情况下聘请专家和委员的特殊制度，以确保紧急情况下参与会议审查专家的专业能够满足审查需求。可通过预先联系并及时补充若干名与该研究领域和伦理学领域相关的、能胜任的专家，作为伦理审查委员会的特殊委员。即使是网络会议审查，伦理审查委员会也应当确保其委员尽可能多地为与重大疫情的预防、控制和救治相关的医学研究审查，投入时间和精力。

四、提交材料

在疫情等重大传染病突发的紧急情况下，相关医学研究需要提交的审查资料，应由伦理审查委员会预先制定清单，且研究者在紧急情况下提供的资料可以根据情况进行相应的简化，但应该至少包括如下材料：①该项研究与应对突发重大疫情风险相关性的说明，包括研究的必要性、紧迫性、可行性以及密切相关性；②该项研究与应对重大疫情风险的前期研究基础的说明；③承担与开展该项研究的机构和研究组成人员资质的说明，包括是否曾经参与突发重大疫情风险相关的医学研究工作、能否胜任相关研究；④研究方案；⑤知情同意书；⑥保护研究参与者个人隐私及保密的措施；⑦对研究参与者可能造成损害的预防措施及赔偿方案；⑧研究人员利益冲突和使命冲突申明。在紧急情况下，医学研究的项目负责人应尽快与伦理审查委员会沟通，说明其进行紧急情况下医学研究的研究意向、研究内容与计划，以便伦理审查委员会及时知晓研究申请提交意愿，并尽快筹备审查工作。

伦理审查委员会可先接受相应项目的电子版申请资料，而不是必须接受纸质版材料，才能决定是否受理项目申请，允许相应的医学研究项目后续补交纸质版材料。

伦理审查委员会所接受的所有项目申请的材料，都应当在形式上真实、全面、有效，符合形式审查的各项要求。伦理审查委员会在受理相应项目的电子版申请材料后，应当及时通知研究者。伦理审查委员会在做出审查决定后，应及时将决定告知项目负责人。

五、审查时限

对于与突发传染病的紧急情况密切相关、需要紧急开展的医学研究项目，伦理审查委员会从正式受理项目申请，到做出审查决定，这段时间原则上不能超过 72 小时。其中，伦理审查委员会在正式受理项目的审查申请后，应立即将审查申请及相关材料转发给伦理审查委员会的各位委员。这些委员收到这些材料后从开展具体审查到提交审查意见的时间，最多不超过 48 小时；伦理审查委员会从收到各位委员的审查意见开展讨论，到形成伦理审查委员会的审查决定，这段时间最多不超过 24 小时。

六、受试者保护

（一）研究机构和委员资质

伦理审查委员会应当对紧急情况下医学研究的研究机构和研究人员是否具有设计、开展类似研究的经验，以及是否具有可以利用的设施设备开展审查，要求这些研究机构和研究人员为研究参与者提供安全、高质量的治疗与护理，要求研究机构和研究人员能够在必要时为研究参与者提供重症监护照护、进行必要的跟踪随访，同时建立与研究相关的损害赔偿机制。

只有伦理审查委员会坚持通过这些方式保护研究参与者的安全与权益，才能确保公众对科学研究及其科学结果的信任，实现紧急情况下医学研究的研究者和研究参与者的共赢。

（二）知情同意

尊重研究参与者的知情同意是重要的。但应该明确的是，知情同意仅构成研究参与者保护的必要条件，并不构成充分条件。即使在重大疫情的背景下，研究人员仍对保护其研究参与者负有首要责任。重要的传染病防治医学知识的产生，也并不能免除医学科学家应当履行的义务，特别是保护研究参与者不遭受本可避免的伤害或避免得不到辩护风险的义务。

（三）研究参与者的选择

我国传染病突发事件下的医学研究，其研究参与者的选择标准应当合理。伦理审查委员会应确保研究参与者的选择标准具有合理性。伦理审查委员会应当优先考虑和审查研究参与者的安全性和潜在风险的可接受性。伦理审查委员会应当通过审查确保紧急情况下的医学研究项目，能够保障研究参与者可能遭受的潜在风险最小化。对于受试患者而言，特别重要的一项是应该排除因参与研究而可能遭受重大健康损害或风险的人群。在特定情况下，研究参与者因参与研究可能的获益与风险的平衡，也应是伦理考虑的重点。

（四）保护隐私

我国传染病突发事件下的医学研究，其研究参与者的隐私应当得到格外保护。当对患者的治疗和研究结合开展时，研究参与患者可能会转诊到不同的诊疗场所。在转诊过程中，研究者应当特别注意保护研究参与者的隐私，在转诊过程中信息的采集、储存、传输、使用等各个环节，都应当制定严格的保密制度，并落实相关的保密措施。

当出于疫情预防和控制等重大公共利益等特殊目的，需要使用研究参与者个人信息时，研究者也需要经研究参与者的有效授权同意，方可使用这些信息。

（翟晓梅）

第五章 启示与建议

第一节 构建传染病突发事件伦理治理体系的思考

一、完善应急预案

在传染病突发等紧急情况下，缺乏审查的预案将导致伦理审查委员会容易陷入暂时无序状态。伦理审查委员会必须预先制定紧急情况下的伦理审查相关制度，并且明确规定好紧急情况下的伦理审查流程，以解决在上述传染病突发的紧急情况下，开展相关医学研究项目伦理审查的相关问题。

即使处于紧急情况下，相应的伦理审查预案制度的构建也应当遵循依法审查的基本原则，并坚持对审查质量的重视。紧急情况下的伦理审查预案制度应当符合《传染病防治法》《突发公共卫生事件应急条例》等国家法律法规和规章的要求，并且根据突发重大疫情的特征，在这些法律法规和规章的要求下予以灵活调整。

二、紧急伦理审查

疫情暴发、疫情大流行等紧急情况对相关医学研究提出了挑战。伦理审查委员会需要打破常规，尽快完成高质量的伦理审查，高效率地组织有效伦理审查工作，在审查程序上开启时间最短化的“绿色通道”，从而保证尽快获得研究结果。总之，预先建立健全一套应急医学研究伦理审查的机制是必要的。

应急伦理审查制度，应明确紧急状态下的应急审查流程和标准操作规程，包括网络会议伦理审查制度及其相应的专门审查程序，并且这些网络会议审查制度与网络审查程序，应当符合紧急情况下进行伦理审查的相应特性要求，事先组织开展应急伦理审查培训是必要的。伦理审查委员会还需要设立紧急情况下的伦理审查快速通道，这一快速通道旨在实现国家对应急审查一般在 72 小时内完成的要求。伦理审查委员会应当已经有充分的预案，适用于网络会议进行伦理审查。

三、利益冲突申明制度

当伦理审查委员会委员因与所审查的医学研究项目之间存在相关利益，影响他 / 她从保护受试者的角度出发，对研究项目做出公正独立的审查，影响伦理审查委员会委员专业判断的时候，会产生利益冲突。利益冲突的产生常见于伦理审查委员会委员与审查项目之间，存在经济上、物质上、机构以及社会关系上的利益关系。

研究人员以进行临床治疗的方式开展研究，参加研究的患者误以为接受的是临床治疗，于是产生“治疗误解”。治疗的目的着眼于患者的健康问题，而研究的目的是获得可以被普遍化的知识，研究参与者与未来患者之间存在利益冲突。治疗误解不能满足有关研究的伦理要求，必须加以预防。

需要制定利益冲突申明制度和处理机制。伦理审查委员会应依据规范认真评估并处理可能存在的利益冲突，并提高处理利益冲突的能力。

四、使命冲突处理机制

在紧急情况下的医学研究中，医生可能对其患者承担研究者的角色，而研究参与者同时具有患者和受试者的双重身份。当治疗和研究两种活动结合在一起时，研究者很容易在治疗使命与研究使命之中产生冲突，即所谓的使命冲突。在重大疫情等紧急情况持续期间，研究的机会比比皆是。特别是在医疗资源有限的情况下，医疗服务的提供必须始终优先于医学研究。只有在满足了医疗需求之后，医学研究的开展才能得到伦理学辩护。

解决使命冲突的问题，要求伦理审查委员会有充分的能力识别使命冲突，处理使命冲突，将人类受试者的利益置于优先地位并给予特殊保护，以便将人类受试者可能受到的伤害最小化，同时确保在出现突发重大疫情风险时，能够有序、规范、高效地开展相关医学研究。

（翟晓梅）

第二节　伦理审查新机制及学术、监管新机构的建立

突发传染病严重威胁人类健康，针对性防治手段需以大量临床试验/研究为基础，而伦理审查是保障临床研究安全有效的重要前提。因此，明确伦理审查的范围和要点，有利于明确突发传染病临床研究开展条件、安全性、合理合法性、知情同意与隐私保护、资源优化分配、研究结果的安全与监察、审查方式与效率等，为提高临床研究质量、保障研究结果安全、维护研究参与者及受试者权益提供基础。同时，伦理机构的监管以及突发应急情况下的医疗资源，需要在国家层面上统一管理，从而为突发疾病情况下开展临床试验/研究提供平台支持。

一、伦理审查新机制

（一）临床研究开展的条件

临床研究的开展首先要满足一定的条件：相关机构是否具备资格、研究参与者是否具有资质以及研究目的、内容和方案是否充分翔实、言之有物等。一般的临床研究可参照2021年《医疗卫生机构开展研究者发起的临床研究管理办法（试行）》[1]相关规定：医疗卫生机构开展临床研究必须取得法律法规规定的资质，药物和医疗器械临床试验机构应当按相应要求获得资格认定，并具备相应的能力。其中，干预性研究一般由三级医疗机构、设区的市级及以上卫生机构牵头开展，其他医疗机构可以参与。研究团队成员必须包括具备相应执业资格的医师，主要研究者须具备相应的医师执业资格。但在突发传染病应急情境下，对临床研究开展机构的资质审查，需要根据疫情发生的实际情况因时因地地灵活调整。在我国COVID-19流行期间，国务院应对COVID-19疫情联防联控机制科研攻关组印发的《关于规范医疗机构开展新型冠状病毒肺炎药物治疗临床研究的通知》[2]中提到，研究开展的机构原则上应在县级以上地方卫生行

政部门确定的 COVID-19 救治定点医院（包括方舱医院等）进行，进一步明确了资质范围。WHO 在传染病暴发伦理问题指南中建议，传染病暴发期间，应充分重视当地机构和研究人员的作用、考虑当地的现实和需求[3]。2020 年，美国 FDA 发布的、针对制药行业、研究人员和机构审查委员会 / 伦理委员会的《FDA 关于 COVID-19 大流行期间进行医疗产品临床试验的指导原则》，关于开展临床试验的机构资质并没有特殊说明，但强调了申请方需要经过临床研究者和 IRB/ 独立伦理委员会（Independent Ethics Committee，IEC）批准，方可开展临床试验[4]。综上建议，针对突发、新发的传染病，一方面需要快速组织临床研究以了解疾病流行病学特点、筛选和优化有效的治疗药物和方案，因此对于有能力开展临床研究机构的资质审查应根据实际情况进行判断、制定相关政策和要求，考虑疫情初期疫源地的现实条件。另一方面，即便需对疫情快速反应，亦不能松懈乃至过度放宽审核相关机构开展临床研究的资质，应最大限度地确保受试者的安全。

除了医疗机构资质需求审核，主要研究者应具有副高级及以上职称、丰富的临床经验；研究团队成员应具有相应资质、临床研究经验，并接受过药物临床试验质量管理规范、传染病防护培训等。项目负责人 / 主要研究者应做好研究团队的工作分配和研究方案设计工作。申报的研究应具备前期研究基础、有清晰的研究方案，其中包括研究设计方法、样本量估算、评价指标及评价标准、纳入、排除和提前退出标准等。

综上，针对突发传染病的临床研究，伦理审查应确保其开展过程不会导致诊断和救治相关的重要资源挤兑，在遵循一般临床研究审查的要点之外，要充分考虑新突发传染病的紧急性和不确定性，要因地制宜、因时制宜地审查医疗机构和人员开展临床研究的资质，推动临床研究结果快速反馈到疾病流行现状，以期疫情可防、可治。

（二）临床研究的安全性

在开展临床干预之前，一般的临床研究要求相关干预措施已经在实验室和动物模型中显示出良好的安全性和有效性，继而才能进入Ⅰ、Ⅱ、Ⅲ、Ⅳ期临床试验，这个过程往往长达数十年。然而，具有高发病率和死亡率的疫情感染速度快、感染范围广。这时，漫长的试验性治疗和探索就会面临一系列的挑战。这就要求临床研究必须快速开展的同时，保证其安全性和有效性不被削弱。审查的难点在于：就疾病本身而言，突发传染病不同于一般疾病，其临床研究还面临着病毒在人群中传播的风险，同时威胁受试人群和研究人员；就受试者而言，突发传染病的防治要求快速开展，这就出现了很多临床干预面临前期实验结果不足、证据不充分的情况。例如，在我国 COVID-19 流行早期，短时间内注册的临床试验大量涌现，很多正在开展的临床试验立题依据不充分、研究设计存在明显缺陷，如样本量估算不足、对照组选择不合理、分组随机化及盲法实施不严格、疗效指标评价标准不客观等，导致相关临床试验无法提供明确的有效性和安全性证据，受试者的安全风险有所忽视。就临床诊疗而言，突发传染病在预防和临床诊治中尚未建立有效的诊疗规范或可及的诊治措施，部分创新性强、风险较大的临床研究项目可能会为了满足样本量而放宽入组标准。此外，针对突发传染病的药物研发耗时较长，在无有效治疗手段的情况下或会根据患者需求同情用药，这亦会带来较大的安全隐患。因此，建议在伦理审查中，完善突发传染病临床研究安全性相关的伦理审查要点，充分考虑上述几个方面，综合评估判定，保护受试者的安全和权益同时考虑到疾病的传播危害。研究人员如技术研发部门、临床医师等参与者的安全，也要被考虑进审查范畴，避免职业暴露的发生。

（三）临床研究的合理合法性

传染病暴发初期，其病因、病理机制等往往处于未知状态，即便政府等职能部门以及研究者快速反应，也很难准确判断疫情变化，往往容易重视研究的紧迫性而忽略其科学性。然而，临床研究是否合理合法是其科学性最根本的保障。故临床研究的伦理审查过程应着重加强合理合法性审查力度，审查人员应充分学习和参考相关法律法规以及管理条例，确保审查过程有法可依、有规可循。报送的临床研究应具备充分合理性，这就包括研究基础是否翔实（是否具备真实有效的前期研究数据、既往临床治疗经验、支撑文献）；研究内容和方法中是否说明了如何处理因疫情的特殊性而导致的方案偏差；在纳入和排除标准中是否考虑因疫情骤然变化而导致受试者主动或被动退出等因素，是否充分考虑疫情中儿童、妇女和认知功能障碍者等弱势群体的权益；样本量估算中是否充分考虑疫情发展趋势以及公共管理干预措施带来的样本量不满足统计学要求等；对疫情传播过程中受试者病情的变化要有相对合理的预判、评估研究能否继续开展；在评价体系和评价标准中有无因疾病因素等灵活考虑评价终点的设置，如一般的临床研究常把病死率设置为评价指标，但疫情期间可考虑将疾病的恢复程度设置为评价指标等。因此，突发传染病相关临床研究有别于一般临床研究，研究内容应做到详细具体，充分考虑突发传染病的特殊性带来的不确定因素；研究设计应做到科学合理，不能凭空臆造、主观臆断。

（四）知情同意及隐私保护

依据国家《关于印发涉及人的生命科学和医学研究伦理审查办法的通知》[5]：研究者在获得受试者自愿签署的知情同意书后方可开展研究，当受试者本人无法出具书面同意书，也无法口头传达知情同意时，应当取得其法定监护人的书面知情同意。然而，突发传染病有别于一般疾病。第一，传染病流行期间，受试者及其家属或处于隔离状态无法签署知情同意书，在某些烈性传染病危及生命时，受试者亦无法签署知情同意。第二，受试者自主意愿上往往不愿意暴露个人信息，这为临床研究也带来一定困难。针对以上两点，WHO 发布的《传染病暴发伦理问题指南》（*Guidance for Managing Ethical Issues in Infectious Disease Outbreaks*）[3]、CIOMS 与 WHO 联合制定的《涉及人的健康相关研究国际伦理准则》（2016 年版）[6]，都强调了知情同意和保护受试者隐私的必要性。在我国 COVID-19 流行期间，存在疾控中心人员或医疗行业从业者在微信群等公共平台上暴露患者或密接者隐私信息等情况，此类行为一方面在传染病流行期间带来了更多公众的恐慌情绪，另一方面也造成相关研究机构公信力下降，给临床研究带来更大的阻碍。因此，伦理审查过程必须要把保护受试者知情同意和隐私放在重要位置。医疗等相关机构是否足够尊重受试者的上述权利，关系到突发传染病流行期间的临床研究能否顺利进行、研究成果能否被快速应用以及疫情能否被快速遏制等。

（五）临床研究资源的优化分配

传染病的暴发可能很快使政府和卫生保健系统的能力不堪重负，在面对有限资源分配时，确实需要做出艰难的决定。而临床研究亦涉及医疗资源的分配问题：临床研究的大量开展可能会挤占临床和公共卫生资源；部分临床研究相似性较高，同类型研究占用大量受试者；研究人员可能同时肩负患者治疗工作，人手不足及工作不协调导致研究水平参差不齐等。因此，关于资源优化的审查十分必要。建议进一步完善突发传染病的伦理审查及特殊规范，如建立重大突发传染病事件的临床研究上报制度、设定专门的突发传染病临床研究监测数据共享平台、建立国家或省市级临床研究项目的申报审查统筹机制等，在高效合规共享临床研究信息资源的同时，避免相同类型或方向的重复研究。此外，建议在突发传染病流行期间，集中主要资源和精力投入到以救治为导向的研究中，加快研究成果转化，区分轻重缓急，按照临床研究的重要程度筛选研究方案。值得强调的是，应着重评估申报机构的医疗资源配置是否满足开展突发传染病研究的条件。如在 COVID-19 流行期间，一些医疗机构的各方面资源仅能进行传染病的诊疗，并不具备开展额外临床研究的能力，强行开展临床研究，额外加重了医务工作者负荷以及受试者的风险。

（六）临床研究数据的安全与监察

为了确保参加临床试验的受试者安全以及研究数据真实有效，每一个临床试验都有必要制订数据和安全监察计划，监察的力度和频次应与临床试验的规模、复杂程度、研究的风险相一致。对于突发传染病而言，为了早日实现疫情可控，保证安全有效的研究成果快速应用，数据的安全与监察就更为重要。一般临床研究监察的内容包括[7]：①研究项目的基本信息；②研究的风险等级评估和理由；③根据风险评估拟定监察频率；④监察的具体数据（如不良事件、非预期事件、非预期不良事件、严重不良事件、药物不良事件、非预期药物不良事件等）；⑤分析和解释数据的程序；⑥保证数据安全的对策（明确出现安全问题之后，救治责任主体是谁、具体救治方案、对特定的事件或特定的终点计划采取的措施、如何做好后续处理等）；⑦报告机制（哪些内容的事件需要报告、如何报告、报告给谁、报告时限等）。近些年，随着智慧医疗的发展，我国出台的法规及指导意见在关于临床试验电子化和信息化上持开放态度。2020年实施的新版《药物临床试验质量管理规范(GCP)》[8]中，提出源文件(包括源数据)可以纸质或者电子等形式的载体存在；同时还规定:“监查的范围和性质可具有灵活性，允许采用不同的监查方法以提高监查的效率和有效性。”在COVID-19流行期间，一些医院使用自己的远程监察系统实现了对COVID-19临床数据的收集和核验，减少了相关人员流动和感染风险。该举措十分值得借鉴，特别是在突发传染病人口流动受限、人力资源紧缺的背景下，充分利用科技优势，医疗机构和审查部门更应该依托智能科技护航，构建数据上传和监察平台，密切合作，保证记录的真实及研究的数据质量和进度。

(七)伦理审查的方式与效率

在突发传染病伦理审查的实际工作中，随着疫情的变化、相应临床项目的不断激增，审查工作也不断面临新的挑战。因此，相比一般临床研究的审查工作，对于突发传染病的伦理审查需要根据实际情况，调整审查方式、提高审查效率。就审查方式而言，根据疫情防控需要，可以选择线上平台进行伦理审查、确保审查质量的同时简化审查流程，如建立对于项目的分级管理及差异化审查流程。由于突发传染病流行期间的临床试验往往是采用多中心协作方式，如何完善多中心临床研究审查机制亦是调整审查方式的重点，建议对不同地区、不同中心的临床研究进行多样、差异化审查，探索更多的伦理审查方式。就审查效率而言，突发传染病的预防和治疗在疫情传播早期处于未知阶段。这就给审查工作带来了一定的知识盲点，对突发传染病的认识不足、相关伦理审查指导意见缺乏等都会影响审查效率。鉴于此，建议对于突发传染病，特别是新发、未知的传染病，伦理审查人员和具有相关专业背景知识的临床专家之间密切沟通合作，在短期内对于相关人员进行培训也应有必要。简而言之，应对突发传染病的快速流行，如何简化繁复的审查流程、提高审查质量，是我们思考的关键问题。

二、学术、监管新机构的建立

目前，药厂发起的临床试验必须在国家药监部门进行登记备案后，才能到医疗机构进行项目的开展；而研究者发起的临床研究必须在国家全民健康保障信息平台的医学研究登记备案信息系统进行登记。2024 年 2 月 6 日，国家卫生健康委员会、科技部、国家医疗保障局、国家药品监督管理局、国家中医药管理局、国家疾病预防控制局联合印发《全国传染病应急临床试验工作方案》（以下简称《工作方案》）。《工作方案》明确总体目标，指出平时状态下，建设临床试验网络，整合完善临床试验信息，建立各类临床试验资源库，加大临床试验支持力度，以重大传染病为抓手加强临床试验统筹和实战演练，提升临床试验能力，做好应急准备。应急状态下（启动国家应对突发公共卫生事件应急响应时），多方协同、统筹资源，协调推动临床试验有序高效开展。《工作方案》明确了以下重点任务：建设统筹应急临床试验的公共平台，建立健全应急临床试验资源统筹协调的管理体系，构建临床试验网络与资源库，打造统一融合的临床试验信息平台，并持续优化应急临床试验公共平台的运行机制；加强医疗卫生机构临床试验能力建设，建立健全医疗卫生机构内部管理运行机制，加强对医疗卫生机构开展高水平临床试验的支持；提升应急状态下临床试验整体效能，及时启动传染病临床试验应急状态，支持传染病应急临床试验快速实施和成果转化等。

（一）建设统筹应急临床试验的公共平台

为建立健全应急临床试验资源统筹协调的管理体系，由国家卫生健康委员会牵头，国家药品监督管理局、国家中医药管理局、国家疾病预防控制局等部门协同配合、资源共享，做好临床试验资源统筹；依托国家医学中心、国家临床医学研究中心等，分类建立应急临床试验资源库并持续动态更新，同时探索建立临床前评价资源库，增强应急临床试验资源调度布局的前瞻性；加强临床试验信息化、标准化、规范化建设，高效统筹各类临床试验信息资源，完善国家医学研究登记备案信息系统，推进国家医学研究登记备案信息系统和药物临床试验登记与信息公示平台的信息共享，加强与传染病监测信息等的对接，探索纳入医疗器械临床试验信息，分步推进临床试验资源库的数据化建设，逐步打造统一、融合、集中的临床试验基础信息资源平台；以 COVID-19、艾滋病、病毒性肝炎、结核病等重大传染病应对为抓手，不断完善公共平台管理运行，全面掌握临床试验资源及其配置利用情况，探索由伦理审查专家委员会开展中心伦理审查，规范有序加快临床试验进程，为应急临床试验有序开展奠定基础。

（二）加强医疗卫生机构临床试验能力的建设

建立健全医疗卫生机构内部管理运行机制，特别是健全科学性审查、伦理审查和立项管理机制，配齐配强循证医学等方法学支撑团队，合理配置临床试验技术支撑团队和辅助人员；建立完善机构内临床试验应急管理预案，优化管理制度和标准操作程序；加强对医疗卫生机构开展高水平临床试验的支持，支持传染病相关领域国家临床医学研究中心等开展学术交流，提升临床试验能力。

总之，在平时状态下，需系统建设临床试验网络，整合完善临床试验信息，建立各类临床试验资源库，加大对临床试验的支持力度；同时以重大传染病为切入点，强化临床试验统筹规划与实战演练，持续提升临床试验能力，为应对突发状况做好充分准备。在应急状态下，则应通过多方协同、统筹资源，高效协调推动临床试验有序开展。

（李元元，郭玉明，揣征然）

【参考文献】

［1］国家卫生健康委，国家中医药局，国家疾控局．关于印发医疗卫生机构开展研究者发起的临床研究管理办法的通知［EB/OL］．（2024–09–18）［2025–07–16］https://www.gov.cn/gongbao/2024/issue_11686/202411/content_6985150.html.

［2］中华人民共和国中央人民政府．国务院应对新冠肺炎疫情联防联控机制科研攻关组印发《关于规范医疗机构开展新型冠状病毒肺炎药物治疗临床研究的通知》［EB/OL］．（2020–02–26）［2025–07–01］. https://www.gov.cn/xinwen/2020–02/26/content_5483429.htm.

［3］World Health Organization. Guidance for Managing Ethical Issues in Infectious Disease Outbreaks［M］. Geneva：WHO Press，2016.

［4］FDA，CDER，CBER，et al. FDA guidance on conduct of clinical trials of medical products during COVID-19 pandemic［EB/OL］.（2020-03-27）［2025-07-16］. https://www.phirda.com/about_21711.html.

［5］卫生健康委，教育部，科技部，等. 关于印发涉及人的生命科学和医学研究伦理审查办法的通知［EB/OL］.（2023-02-18）［2025-07-01］. https://www.gov.cn/zhengce/zhengceku/2023-02/28/content_5743658.htm.

［6］国际医学科学理事会. 涉及人的健康相关研究国际伦理准［M］. 2016 版. 上海：上海交通大学出版社，2019.

［7］卜擘燕，汪秀琴，熊宁宁. 数据与安全监察委员会的建立及其职能的操作指南 2005 年世界卫生组织（WHO）/ 热带病研究和培训特别计划（TDR）［J］. 中国新药杂志，2007，16（9）：657-662.

［8］国家药监局，国家卫生健康委. 药物临床试验质量管理规范［EB/OL］.（2020-04-26）［2025-07-01］. https://www.nmpa.gov.cn/xxgk/fgwj/xzhgfxwj/20200426162401243.html.

附　录

传染病领域伦理相关法律法规

序号	施行时间	发文单位	文件名称	效力层级
1	2025-09-01	全国人大[①]	中华人民共和国传染病防治法	法律
2	2023-05-01	全国人大	中华人民共和国野生动物保护法（2022 修订）	法律
3	2022-01-01	全国人大	中华人民共和国陆地国界法	法律
4	2022-03-01	全国人大	中华人民共和国医师法	法律
5	2021-06-10	全国人大	中华人民共和国海南自由贸易港法	法律
6	2021-04-29	全国人大	中华人民共和国食品安全法（2021 修正）	法律
7	2021-09-01	全国人大	中华人民共和国海上交通安全法（2021 修订）	法律
8	2021-05-01	全国人大	中华人民共和国动物防疫法（2021 修订）	法律
9	2024-03-01	全国人大	中华人民共和国刑法（2023 修正）	法律
10	2024-04-26	全国人大	中华人民共和国生物安全法（2024 修正）	法律
11	2020-06-01	全国人大	中华人民共和国基本医疗卫生与健康促进法	法律
12	2019-12-01	全国人大	中华人民共和国药品管理法（2019 修订）	法律
13	2018-10-26	全国人大	中华人民共和国旅游法（2018 修正）	法律
14	2025-01-01	全国人大	中华人民共和国国境卫生检疫法（2024 修订）	法律

① 人大是人民代表大会的简称。

续表

序号	施行时间	发文单位	文件名称	效力层级
15	2017-11-05	全国人大	中华人民共和国母婴保健法（2017 修正）	法律
16	2017-07-01	全国人大	中华人民共和国中医药法	法律
17	2015-04-24	全国人大	中华人民共和国铁路法（2015 修正）	法律
18	2015-04-24	全国人大	中华人民共和国就业促进法（2015 修正）	法律
19	2013-01-01	全国人大	中华人民共和国治安管理处罚法（2012 修正）	法律
20	2013-07-01	全国人大	中华人民共和国出境入境管理法	法律
21	2009-08-27	全国人大	中华人民共和国进出境动植物检疫法（2009 修正）	法律
22	2021-03-01	全国人大	中华人民共和国刑法修正案（十一）	法律
23	1991-12-06	原卫生部	中华人民共和国传染病防治法实施办法	行政法规
24	2019-03-02	国务院	血吸虫病防治条例（2019 修订）	行政法规
25	2019-03-02	国务院	中华人民共和国国境口岸卫生监督办法（2019 修订）	行政法规
26	2019-03-02	国务院	艾滋病防治条例（2019 修订）	行政法规
27	2019-03-02	国务院	中华人民共和国国境卫生检疫法实施细则（2019 修订）	行政法规
28	2019-03-02	国务院	国际航行船舶进出中华人民共和国口岸检查办法（2019 修订）	行政法规
29	2018-03-19	国务院	病原微生物实验室生物安全管理条例（2018 修订）	行政法规
30	2017-03-01	国务院	实验动物管理条例（2017 修订）	行政法规
31	2016-02-06	国务院	血液制品管理条例（2016 修订）	行政法规
32	2011-01-08	国务院	突发公共卫生事件应急条例（2011 修订）	行政法规
33	2011-01-08	国务院	医疗废物管理条例（2011 修订）	行政法规
34	1999-03-01	国务院	国内交通卫生检疫条例	行政法规
35	1997-01-01	国务院	中华人民共和国进出境动植物检疫法实施条例	行政法规
36	1990-06-04	原国家教育委员会	学校卫生工作条例	行政法规
37	2022-05-01	国务院	医疗机构管理条例（2022 修订）	行政法规

续表

序号	施行时间	发文单位	文件名称	效力层级
38	2004-01-01	国务院	乡村医生从业管理条例	行政法规
39	2003-05-15	最高人民法院、最高人民检察院	关于办理妨害预防、控制突发传染病疫情等灾害的刑事案件具体应用法律若干问题的解释	司法解释
40	2005-09-01	原卫生部	传染病病人或疑似传染病病人尸体解剖查验规定	部门规章
41	2005-02-28	原卫生部	医疗机构传染病预检分诊管理办法	部门规章
42	1992-09-05	原铁道部	铁路实施中华人民共和国传染病防治法细则	部门规章
43	1980-06-18	原卫生部	国境口岸传染病监测试行办法	部门规章
44	2006-08-22	原卫生部	突发公共卫生事件与传染病疫情监测信息报告管理办法（2006 修改）	部门规章
45	2023-04-15	海关总署	进境动植物检疫审批管理办法（2023 修正）	部门规章
46	2023-04-15	海关总署	进出境集装箱检验检疫管理办法（2023 修正）	部门规章
47	2023-04-15	海关总署	国际航行船舶出入境检验检疫管理办法（2023 修正）	部门规章
48	2023-04-15	海关总署	出入境邮轮检疫管理办法（2023 修正）	部门规章
49	2023-04-15	海关总署	进出境非食用动物产品检验检疫监督管理办法（2023 修正）	部门规章
50	2022-12-01	农业农村部	动物防疫条件审查办法（2022）	部门规章
51	2022-12-01	农业农村部	动物检疫管理办法（2022）	部门规章
52	2022-01-01	海关总署	中华人民共和国进出口食品安全管理办法（2021）	部门规章
53	2018-11-23	海关总署	出入境特殊物品卫生检疫管理规定（2018 第三次修正）	部门规章
54	2018-11-23	海关总署	出入境人员携带物检疫管理办法（2018 第三次修正）	部门规章
55	2018-07-01	海关总署	出入境尸体骸骨卫生检疫管理办法（2018 第二次修正）	部门规章
56	2018-05-01	海关总署	国境口岸突发公共卫生事件出入境检验检疫应急处理规定（2018 修正）	部门规章

续表

序号	施行时间	发文单位	文件名称	效力层级
57	2017-12-26	原国家卫生和计划生育委员会	公共场所卫生管理条例实施细则（2017 修正）	部门规章
58	2017-12-26	原国家卫生和计划生育委员会	消毒管理办法（2017 修订）	部门规章
59	2017-12-26	原国家卫生和计划生育委员会	血站管理办法（2017 修正）	部门规章
60	2016-06-01	住房和城乡建设部等	生活饮用水卫生监督管理办法（2016 修改）	部门规章
61	2016-01-19	原国家卫生和计划生育委员会	单采血浆站管理办法（2016 修订）	部门规章
62	2016-01-19	原国家卫生和计划生育委员会	人间传染的高致病性病原微生物实验室和实验活动生物安全审批管理办法（2016 修正）	部门规章
63	2013-03-24	原卫生部	结核病防治管理办法（2013）	部门规章
64	2013-01-01	原卫生部	性病防治管理办法（2012）	部门规章
65	2009-10-01	原卫生部	人间传染的病原微生物菌（毒）种保藏机构管理办法	部门规章
66	2006-08-22	原卫生部	突发公共卫生事件与传染病疫情监测信息报告管理办法（2006 修改）	部门规章
67	2006-09-01	原卫生部	医院感染管理办法	部门规章
68	2006-08-01	原卫生部	尸体出入境和尸体处理的管理规定	部门规章
69	2006-02-01	原卫生部	可感染人类的高致病性病原微生物菌（毒）种或样本运输管理规定	部门规章
70	2004-05-01	原卫生部	突发公共卫生事件交通应急规定	部门规章
71	2003-10-15	原卫生部	医疗卫生机构医疗废物管理办法	部门规章
72	2003-05-12	原卫生部	传染性非典型肺炎防治管理办法	部门规章
73	1992-07-25	国家出入境检验检疫局	贸易性出口动物产品兽医卫生检疫管理办法	部门规章
74	1992-07-01	国家物价局	卫生监督防疫收费管理办法	部门规章

续表

序号	施行时间	发文单位	文件名称	效力层级
75	1992-05-11	原卫生部	卫生监督员管理办法	部门规章
76	1992-02-29	原铁道部	铁路车站、旅客列车卫生监督管理办法	部门规章
77	1985-07-01	原卫生部	流动人口疟疾管理暂行办法	部门规章
78	1983-04-01	原卫生部	实施《中华人民共和国国境口岸卫生监督办法》的若干规定	部门规章
79	1982-11-29	原卫生部	全国计划免疫工作条例	部门规章
80	1982-06-30	原卫生部	卫生部关于防治鼠疫规定	部门规章
81	1979-10-25	原卫生部	全国卫生防疫站工作条例	部门规章
82	2005-01-05	原卫生部	卫生部关于卫生监督体系建设的若干规定	部门规章
83	1997-07-31	江苏省人大	江苏省实施《中华人民共和国传染病防治法》办法（1997 修正）	省级地方性法规
84	2020-10-18	泰州市人民政府	泰州市传染病防治卫生监督管理办法	地方政府规章
85	2018-01-01	上海市人民政府	上海市传染病防治管理办法	地方政府规章
86	2017-10-25	鞍山市人民政府	鞍山市传染病病人收治管理办法（2017 修正）	地方政府规章
87	1998-12-30	长沙市人民政府	长沙市传染病收治管理办法	地方政府规章
88	2019-03-02	国务院	艾滋病防治条例（2019 修订）	行政法规
89	2021-02-01	海关总署	口岸艾滋病预防控制管理办法（2020 修正）	省级地方性法规
90	2023-03-01	广东省人大	广东省艾滋病防治条例	省级地方性法规
91	2020-11-27	浙江省人大	浙江省艾滋病防治条例（2020 修正）	省级地方性法规
92	2020-11-25	云南省人大	云南省艾滋病防治条例（2020）	省级地方性法规
93	2019-10-01	新疆维吾尔自治区人大	新疆维吾尔自治区艾滋病防治条例（2019 修订）	省级地方性法规
94	2019-07-25	广西壮族自治区人大	广西壮族自治区艾滋病防治条例（2019 修正）	省级地方性法规

续表

序号	施行时间	发文单位	文件名称	效力层级
95	2019-06-01	吉林省人大	吉林省艾滋病防治条例	省级地方性法规
96	2017-11-30	陕西省人大	陕西省艾滋病防治条例（2017 修正）	省级地方性法规
97	2004-12-01	江苏省人大	江苏省艾滋病防治条例	省级地方性法规
98	2004-07-01	重庆市人大	重庆市预防控制性病艾滋病条例（2004 修正）	省级地方性法规
99	2022-10-08	湖南省人民政府	湖南省实施《艾滋病防治条例》办法（2022 修改）	地方政府规章
100	2010-12-20	上海市人民政府	上海市艾滋病防治办法（2010 修正）	地方政府规章
101	2008-12-01	四川省人民政府	四川省促进社会力量参与艾滋病防治办法	地方政府规章
102	2007-07-01	湖北省人民政府	湖北省艾滋病防治办法	地方政府规章
103	2007-02-01	山东省人民政府	山东省艾滋病防治办法	地方政府规章
104	1984-05-10	原卫生部	全国结核病防治工作条例（试行）	部门规章
105	2013-03-24	原卫生部	结核病防治管理办法（2013）	部门规章
106	2002-10-01	宁夏回族自治区人大	宁夏回族自治区结核病防治条例	省级地方性法规
107	2002-09-27	福建市人大	福州市结核病防治条例	设区的市地方性法规
108	1992-10-20	长春市人民政府	长春市人民政府关于患结核病奶牛处理的暂行规定	地方政府规章
109	2005-01-01	成都市人民政府	成都市结核病防治管理办法（2004）	地方政府规章
110	2004-08-01	淄博市人民政府	淄博市结核病防治管理办法（2004 修订）	地方政府规章
111	2019-03-02	国务院	血吸虫病防治条例（2019 修订）	行政法规
112	2008-12-01	湖北省人大	湖北省血吸虫病防治条例（2008）	省级地方性法规

续表

序号	施行时间	发文单位	文件名称	效力层级
113	2008-02-01	湖南省人大	湖南省血吸虫病防治条例（2007）	省级地方性法规
114	2003-01-01	安徽省人大	安徽省血吸虫病防治条例	省级地方性法规
115	2023-09-01	青海省人大	青海省包虫病防治条例	省级地方性法规

（曹艳林，张可）